BALVULAS
Hiperbáricas y subacuáticas
Jordi Desola

BALVULAS

hiperbáricas
y subacuáticas

Jordi Desola Alà

HISTORIAS DE ALTA PRESIÓN
(Selección)

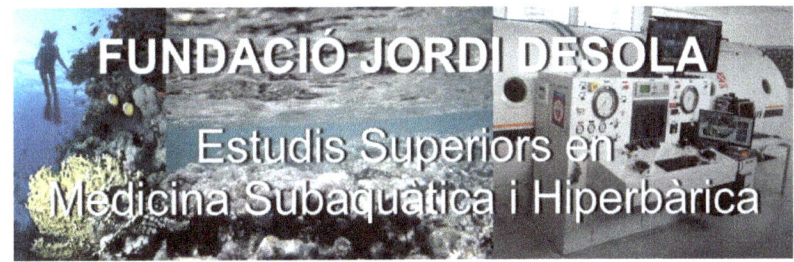

2023

BALVULAS hiperbáricas
Jordi Desola
Doctor en Medicina
Especialista en Medicina interna, en Medicina del trabajo, y en Medicina de la educación física y el deporte
Profesor de Medicina. Agencia de calificación del sistema universitario (AQU)
Docente universitario de Medicina Subacuática e Hiperbárica (U.B. y U.I.C.)

El contenido de este libro es una segunda reimpresión de algunos fragmentos de la obra
HISTORIAS DE ALTA PRESION del mismo autor.
Todas las fotografías son originales y proceden del archivo personal del autor,
excepto las del capítulo titulado CAMARAS POR UN TUBO que,
por razones de confidencialidad, son de dominio público o descargadas de Internet.
No está permitida la copia aislada de frases, párrafos, páginas, o fragmentos de este libro.
Toda alusión o referencia deberá dirigirse a los propietarios del CopyRight.

ISBN: 979-88-65429-43-2

PREÁMBULO

Ésta es una selección de algunas de las primeras historias de lo que se conoce como Medicina subacuática, explicadas por uno de sus impulsores, bajo el amparo de una institución veterana y venerable, con la ayuda de algunos amigos y colaboradores, junto a la inestimable aportación de envidiosos y detractores. Corresponde a los primeros un lugar importante en estos acontecimientos, con su apoyo y valiosa ayuda. Y un papel indiscutible a los segundos que con sus estratagemas y zancadillas consolidaron lo que de otra forma no hubiera pasado de ser un proyecto. Unos y otros fuimos artífices de episodios tan agradables como tensos, y tan satisfactorios como frustrantes. Recibimos estímulos y sugerencias junto a coacciones y algunos fracasos. Estuvimos sometidos a una tensión solamente comparable a las fuerzas que soportamos durante nuestras inmersiones bajo el agua. Sin ser conscientes de habernos introducido de forma irreversible, desencadenamos también el comienzo imparable de lo que hoy llamamos Medicina hiperbárica. Fuimos protagonistas de verdaderas HISTORIAS DE ALTA PRESIÓN.

En esta pequeña selección, a modo de preámbulo, o aperitivo, del segundo volumen de la obra completa, se incluyen algunos de los capítulos basados en anécdotas agradables y a veces divertidas. Se han evitado los que describen acciones violentas, agresiones, tergiversaciones, y difamaciones por parte de personas e instituciones celosas de nuestro éxito. En este resumen predomina una prometedora ilusión introductora a la obra completa, de 800 páginas en 48 capítulos repartidos en dos volúmenes, al alcance del hipotético y paciente lector interesado en descubrir acontecimientos que podrían parecer inventados si no fueran rigurosamente reales e ilustrados con fotografías y documentos. También en este ambiente doblemente presurizado, la realidad supera muchas veces la ficción.

EL AUTOR
Octubre de 2023

Historias de Alta Presión
SUMARIO - VOLUMEN 2
Consolidación
1988–2010

EPILOGO del Volumen 2

Índice de ilustraciones

Índice de onomástico

Índice general temático

Sumario y Resumen del Volumen 1 - Gestación

Catálogo de publicaciones de la Fundación JDA

HISTORIAS DE ALTA PRESIÓN
RESUMEN - VOLUMEN 2
Consolidación

29. UN NECESARIO PASO ADELANTE – Creación oficial de CRIS-UTH s.l.

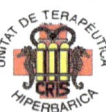

En los años ochenta, la situación de CRIS-UTH estaba consolidada como servicio médico, pero era demasiado sensible a injerencias externas y maniobras de acoso generadas por rivalidad y envidia. Fue necesario dotarla de personalidad jurídica propia que permitiera una gestión independiente libre de coacciones y zancadillas. No fue fácil.

30. NUEVAS INSTITUCIONES – *Sociedades y Comités muy importantes*

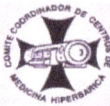

DAN-EUROPE - Divers Alert Network — SUB-HELP - Servicios para el mundo subacuático Comité Coordinador de Centros de Medicina Hiperbárica (CCCMH) — Sociedad Catalana de Medicina aerospacial, subacuática, y ambiental (SCMASA). Cada una de ellas valiosas y útiles en sus ámbitos de competencia.

31. INSTITUCIONES EUROPEAS POCO POPULARES – *EDTC – ECHM – COST*

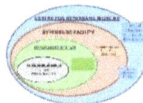

Los órganos de gobierno de las instituciones europeas son poco conocidos y con facilidad se producen confusiones. Es conveniente conocer el *Comité Europeo de Tecnología de Buceo* (EDTC), el *Comité Europeo de Medicina Hiperbárica* (ECHM), y el programa de *Cooperación Científica y Tecnológica* (COST) de la Comisión Europea (CE).

32. THE WINNER IS... – *Festival internacional de cine médico*

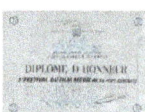

Recibí una invitación a participar en un Festival internacional de Cine médico en Francia. No teníamos experiencia cinematográfica, pero hicimos un montaje con fragmentos de filmaciones realizadas en los cursos del CRIS y en la cámara hiperbárica. El resultado fue una atractiva videofilmación que tuvo un éxito inesperado.

33. EL AHOGADO YA NO ESTÁ MUERTO – *Congreso mundial sobre ahogamiento*

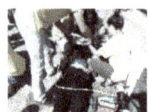

Repaso de la clasificación clásica de los tipos de ahogamiento, y de su definición que implica el concepto de muerte por inmersión. Después de un Congreso mundial en Amsterdam 2002, se consensuó una nueva definición más descriptiva que no implica necesariamente la condición de evolución mortal como resultado de la inhalación de líquido.

34. TRATADO DE MEDICINA INTERNA – *Trastornos producidos por cambios ambientales*

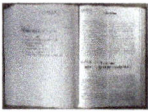

Los tratados clásicos de Medicina en inglés incluyen capítulos sobre Medicina subacuática. El manual en lengua española de mayor difusión mundial fue reacio a incorporarlo con el nivel acorde a la importancia del tema. Desde la 15ª edición del año 2000 tuvimos el honor de redactar el capítulo correspondiente, con nueva generación de envidias y plagios.

35. NUEVO MAPA HIPERBÁRICO – Proyectos atractivos e interesantes

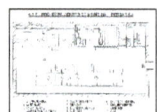

La noticia de la conversión de la vetusta cámara de descompresión del C.R.I.S. en un Centro de Medicina hiperbárica corrió como la pólvora, y generó alabanzas, envidias, y rencores. Algunos centros desarrollaron proyectos admirables de gran utilidad. Muchos otros fracasaron en su intento de hacerse ricos con la utilización de una cámara hiperbárica.

36. EL SINIESTRO CARTUCHO – *Un riesgo* innecesario

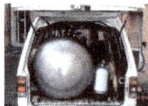

La utilización de cartuchos de recompresión tiene la ventaja de la inmediatez de la recompresión. Sin embargo, mantener un buceador accidentado dentro de un estrecho tubo metálico, sin contacto con el exterior puede ser causa de lesiones graves en accidentados leves que hubiera evolucionado de forma favorable en cualquier centro hospitalario.

37. LA ÚLTIMA VÍCTIMA DE LA PERESTROIKA – *Congreso soviético de Medicina Hiperbárica*

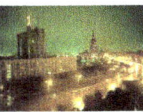
Nueva visita a Moscú esta vez correspondiendo a una invitación oficial del Congreso Soviético de Medicina hiperbárica, unos pocos meses antes del desmantelamiento de la URSS. El impresionante Barocentro moscovita fue también desmembrado en unidades de menor volumen con gestión privatizada.

38. GOD SAVE AMERICA ! – *La gran comunidad hiperbárica de los Estados Unidos*

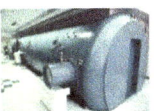
En 1990, se convocó una reunión en la sede de DAN-América, para discutir la posibilidad de crear una estructura única que hiciera posible una red internacional de asistencia para todo el mundo. Era la gran oportunidad para visitar algunos de los centros hiperbáricos más importantes de los Estados Unidos en Texas, California, Baltimore, Washington, y otros.

39. LA PERLA DEL CARIBE – *La herencia cubano-soviética*

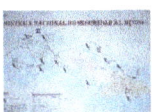
En 1991 recibí una invitación para participar en un Congreso Panamericano de Medicina hiperbárica a celebrar en La Habana, Cuba. Los contactos fueron muy productivos y dieron lugar a una visita anual, para impartir cursos y colaborar con los principales hospitales cubanos dentro de un plan nacional de desarrollo hiperbárico de herencia ruso-soviética.

40. EN LA MAYO – *Visita a Mayo Clinic Scottsdale*

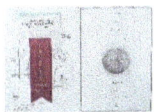
Nuestra experiencia en el tratamiento con éxito de Infecciones necrotizantes de partes blandas (Gangrena Gaseosa) tuvo cierta difusión. Recibí una invitación a presentar una revisión en la Clínica Mayo, en Scottsdale, EEUU. Fue el inicio de una fluida relación con algunos prestigiosos cirujanos. Mayo Clinic tiene actualmente una cámara hiperbárica.

41. DE LONDRES A USHUAIA PASANDO POR TORREJON – *Experiencias hiperbáricas relacionadas con la Guerra de las Malvinas / Falkland*

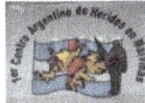
De forma inesperada, fuimos testigos en varias ocasiones de increíbles acontecimientos cercanos a la Guerra argentino/británica de las Malvinas/Falkland. Algunas experiencias son anecdóticas, pero otras son dramáticamente excepcionales. Todas ellas están de alguna forma relacionadas, en nuestro caso, con la Medicina hiperbárica.

42. LOS DESCONOCIDOS COLEGAS DEL ESTE – *Medicina hiperbárica en Serbia, Eslovenia, Croacia, y Polonia*

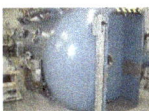
En los países integrantes de la desaparecida URSS había potencias científicas y tecnológicas ocultas que no se habían integrado, y que despertaron con un nivel de empuje, potencia, e iniciativa para nosotros desconocido. Por lo que hace referencia al mundo hiperbárico, Finlandia, Polonia, Serbia, Eslovenia y Croacia requieren una atención especial.

43. ¡ FUEGO ! – *La mayor tragedia*

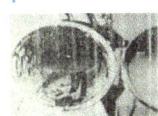
En 4 ocasiones en los últimos 50 años se ha producido un incendio en el interior de una cámara hiperbárica multiplaza. El riesgo es bajo, pero las consecuencias de esos desgracia-dos accidentes son fatales. Es conveniente aprender las lecciones que se desprenden de esas tragedias, con la finalidad de conocer y extremar las medidas de prevención.

44. LAS SEGUNDAS PARTES HAN SER MEJORES – *Reunión EUBS + ICHM en Barcelona*

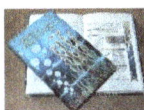
A comienzos del siglo XXI planeamos otra reunión internacional en Barcelona. Nuestro objetivo era organizar un magno evento internacional. Alojaríamos la Sociedad europea (EUBS), y el *International Congress on Hyperbaric Medicine* (ICHM) conjuntamente. Fue una laboriosa y ambiciosa iniciativa que logramos culminar con pleno éxito.

45. LA INMENSA Y APABULLANTE REALIDAD AMARILLA – *Medicina Hiperbárica en China*

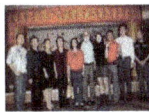
En el Congreso del 2005 en Barcelona participó por primera vez una delegación china. Asistimos al ICHM que se celebró en Pequin en 2008. En 2010 fuimos invitados al Congreso chino de Medicina hiperbárica. Vimos grandes centros hiperbáricos de una red de más de 5000 cámaras hiperbáricas disponibles a lo largo de toto el país.

46. CÁMARAS INDIVIDUALES POR UN TUBO – *La peligrosa vulgarización hiperbárica*

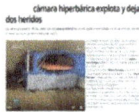

En la segunda década del siglo XXI han proliferado cámaras monoplaza de baja presión, dudosa calidad, y escasas medidas de seguridad, que se aplican en indicaciones terapéuticas engañosas. La difusión indiscriminada de estos artilugios puede ser un peligro para los usuarios y una mala utilización de los recursos sanitarios.

47. REALIZACIÓN DE ANTIGUOS PROYECTOS – *La nueva Era*

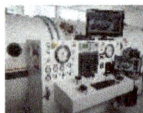

En 2008 logramos realizar nuestro sueño de disponer de una cámara hiperbárica de mayor tamaño, modernos dispositivos, y capacidad para 18 enfermos sentados o 4 en camilla. La nueva Unidad de terapéutica hiperbárica nos permitió mejorar y ampliar las prestaciones, aumentar el número de enfermos, y ocupar una sólida posición en la sanidad pública.

48. EL FUTURO EMPEZÓ HACE 40 AÑOS – Consolidación de un largo período

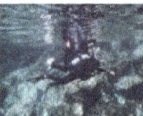

Desde la primera vez que, por casualidad, entramos en una vetusta y deteriorada cámara de descompresión, empezamos a escribir página a página, el futuro de una prometedora HISTORIA DE ALTA PRESIÓN a cuyo servicio hemos entregado los mejores años de nuestras vidas. Creemos que nuestro esfuerzo no fue en vano.

HISTORIAS DE ALTA PRESION
Jordi Desola

Volumen 2

Consolidación

UN NECESARIO PASO ADELANTE
Creación de CRIS-UTH, s.l

A finales de los años ochenta, la situación de CRIS-UTH estaba consolidada como servicio médico destinado a la prestación de Oxigenoterapia hiperbárica en cámara multiplaza y bien enraizado dentro de la sanidad pública. Se circunscribía este servicio manteniendo su inicial vinculación con el Departamento médico del C.R.I.S., que era el origen de toda la actividad. El futuro de la casa madre, como club de buceo con escafandra, estaba sujeto a las características del entorno y del momento.

El C.R.I.S. no era un servicio médico, sino una institución creada en los años cincuenta para impartir servicios públicos de rescate, recuperación, y asistencia relacionada con el medio acuático. Sus actividades incluyeron el diseño y construcción de una cámara hiperbárica y la creación de un equipo destinado a prestar asistencia a buceadores accidentados. No formaba parte de sus objetivos, ni de sus responsabilidades, la impartición de asistencia médica a terceros ni a enfermos que no tengan ninguna relación con el buceo. Esta paradoja tarde o temprano había de colisionar con los intereses puramente deportivos de algunos miembros del club. Por otra parte, estaba sujeto también a la especulación fruto de la visión mercantilista y, por tanto, alejada de un objetivo sanitario, que dominaba a muchos de sus integrantes.

Sir *Winston Churchill*, el Primer ministro del *Reino Unido*, artífice del éxito aliado en la Segunda Guerra Mundial, que fue más adelante premiado con el premio Nobel de literatura, había formulado una frase famosa : "*la Democracia es el menos malo de los sistemas políticos*". El sistema democrático tiene mecanismos de control que regulan el acceso a las posiciones importantes y defienden el derecho de las personas a formular sus opiniones y ser elegidos por sufragio para cargos importantes. Los parlamentos disponen de sistemas para evitar abusos y garantizar el correcto funcionamiento.

Las sociedades privadas, y entre ellas los clubs deportivos, siguen el procedimiento democrático para la elección de sus órganos de gobierno. Sin embargo, como instituciones de menor calado basadas en la buena fe de sus miembros, no disponen de los órganos de control del sistema democrático nacional y son altamente sensibles –y por tanto vulnerables– al mal uso que algunas personas astutas y ambiciosas pueden llevar a cabo.

Los clubs y las entidades asociativas se rigen por una junta directiva que planifica, realiza y lleva a cabo sus planes y objetivos siempre sometidos a una asamblea anual –que es soberana– a la que asiste un reducido número de socios los cuales suelen aprobar, con pocas discusiones, los proyectos que se someten a su aprobación.

La queja general de los directivos suele ser la escasa participación de los socios en las asambleas generales. Algunos arguyen que esto demuestra el poco interés de los miembros; pero pronto son replicados por otros que consideran que, al contrario, la escasa participación es en realidad una demostración del voto de confianza que los asociados otorgan a los directivos aceptando, incluso en su desconocimiento, las decisiones que ellos adopten en beneficio del colectivo. Éste es el punto débil de las asociaciones y el Club de buceo más veterano de España, el importantísimo C.R.I.S., sufrió de lleno en sus carnes este inconveniente del sistema democrático.

Hay dos formas de acceder a la presidencia de un club deportivo. La primera, la más apreciable y afortunadamente la más frecuente, se basa en una persona de reconocido prestigio personal y profesional que, basado en su experiencia, su iniciativa empresarial, su trayectoria y, a veces incluso sus recursos económicos, una vez ha accedido al cargo de Presidente aportará un claro beneficio para la institución y todos sus miembros.

Pero hay otra segunda estrategia que, lamentablemente, no es infrecuente. Algunas personas mediocres y ambiciosas, pero de escasos recursos, desean ocupar un lugar de predominio en el club al que pertenecen para alcanzar unos beneficios que nunca conseguirían en base a sus méritos propios. El procedimiento para estas personas, que no cometen ninguna ilegalidad pero hacen gala de su pobreza de espíritu, consiste en convencer a un número lo más amplio posible de consocios a los cuales prometen prebendas en el caso de que sean elegidos en la próxima asamblea.

En el primer caso, la asociación deportiva crecerá durante el período de mandato del nuevo Presidente gracias a su actividad personal y a los beneficios a veces intangibles obtenidos en su buena gestión. En el segundo caso, la asociación o el club seguirá indefectiblemente un proceso involutivo por falta de nuevos recursos y pérdida de oportunidades que la desacertada gestión revertirá hacia el grupo de personas que hicieron posible el acceso de ese especulador oportunista al cargo de presidente. No hay nada ilegal en este procedimiento y el sistema democrático lo permite. Es solamente desleal e indeseable. Es uno de los fracasos y limitaciones del sistema democrático aplicado a las asociaciones deportivas o recreativas

En la década de los años ochenta, el C.R.I.S. había alcanzado un nivel muy alto de proyección deportiva, ciudadana y social, a la cual necesariamente habría de seguir un período de involución puesto que era muy difícil y costoso mantener posición tan elevada. También era inevitable que alrededor de los grandes logros auspiciados por un Presidente hábil e interesado, por encima de todo, en el máximo desarrollo de la entidad crecería un núcleo de envidiosos que anhelaban ocupar un cargo en la cúpula directiva de la asociación, para su envanecimiento, obtención de beneficios personales, y promoción personal. La figura del presidente del C.R.I.S., el Sr. *Alfonso Ferrer*, ha sido alabada en páginas anteriores como persona no perteneciente al campo de la Medicina pero que supo comprender en su momento que la creación de un Departamento médico propio y la evolución al cabo de unos años de esa iniciativa hacia una Unidad de terapéutica hiperbárica, autónoma y real, merecía todo el apoyo de la Junta directiva de la que fue presidente durante muchos años.

En la segunda mitad de la década de los ochenta, en una de las asambleas del C.R.I.S. a la que en condiciones normales solían acudir de 20 a 30 personas, con sorpresa asistieron un número importante de socios, la mayoría desconocidos. En la elección del nuevo presidente, todos votaron unánimemente la candidatura del Sr. *Joan Neura*. Y la debilidad del sistema democrático en estas ocasiones otorgó al susodicho el cargo de presidente legítimamente elegido por la mayoría de los socios.

Ese mismo día se inició la inevitable decadencia del C.R.I.S. en todos sus aspectos. El nuevo presidente era aquella persona que intentó desviar el importe de un crédito obtenido de las instituciones europeas para la adquisición de una nueva cámara hiperbárica hacia objetivos que nunca estuvieron claros. He explicado someramente en páginas anteriores cómo se desarrollaron estas gestiones, y de qué manera no bien conocida cayó la gestión en manos de personas poco fiables. Pocos días después de su elección, el nuevo presidente explicó a algunos de sus acólitos cuáles serían sus primeros pasos.

– Lo primero de todo, voy a cerrar la cámara hiperbárica y a los de biología. ¡ Qué se han creído esos tíos !

Su intención era frenar las más prestigiosas secciones del C.R.I.S., las que tenían vida propia, las que reforzaban una potente imagen exterior y que, por la misma razón, disponían de dirección autónoma y escapaban de las manipulaciones del nuevo presidente. El C.R.I.S. inició una profunda decadencia con pérdida de recursos, disminución del número de socios, reducción de actividades, y entrada en un ciclo involutivo que, al cabo de poco, ya era imparable como nunca habríamos podido imaginar.

Por fortuna, en ese momento el llamado *Departamento de Cámara hiperbárica* había adquirido una personalidad propia fuerte e indiscutible y, al mismo tiempo, imparable. Hacía años que habíamos comenzado a utilizar tímidamente la expresión "*Unidad de terapéutica hiperbárica*" como calificativo de un proyecto que algún día sería válido. Estábamos al frente de este Departamento, el señor *Josep Bohé* y un servidor ustedes. Incorporamos, más adelante a otro buceador y camarista, llamado *Luis Montañas*, que según nos decían, era experto en contabilidad y administración de empresas. Entre los tres acordamos que había llegado el momento de conferir personalidad jurídica propia al *Departamento de cámara hiperbárica*, por diversas razones. La principal era consolidar nuestra actividad y disponer de autonomía de gestión. Podríamos también gestionar nuestros propios recursos, generados por la aplicación de oxigenoterapia hiperbárica en diversos campos de la Medicina que aportaba unos moderados ingresos fruto de nuestra buena relación con el Sistema nacional de salud, llamado en esa época INSALUD.

Era necesario convertir un proyecto desinteresado y atractivo en una Sociedad médica integrada en el Sistema sanitario público. El punto que generó más discusión fue decidir la estructura asociativa, comercial o mercantil que adoptaríamos. El experto administrativo insistía en que debíamos fundar una Sociedad Limitada. Por mi parte, discrepé desde el primer momento de esta estrategia y propuse que creásemos una Entidad sin afán de lucro, puesto que nuestro objetivo no era enriquecernos con una actividad comercial sino que deseábamos adoptar una fórmula que nos permitiera seguir ejerciendo nuestra actividad médica de la forma más adecuada. Si del resultado de nuestro trabajo, en realidad desinteresado, llegaba a producirse algún día un beneficio económico, bienvenido fuera. Sin embargo, y desde todo punto de vista, éste no era nuestro objetivo principal.

Sea como fuese, el compañero *Luis Montañas* insistía en las ventajas de su proposición y nos decía que crear una Sociedad limitada era nuestra única alternativa puesto que estábamos gestionando recursos económicos y, por tanto, no dejábamos de ser una Sociedad mercantil. Con mi absoluta disconformidad, pero considerando que él era el experto en estos temas, acabamos aceptando que nuestra nueva denominación sería "*CRIS - UNITAT DE TERAPÉUTICA HIPERBÁRICA, Sociedad Limitada*".

Siempre me he arrepentido de haber cedido a aquellas presiones, puesto que CRIS-UTH es y ha sido siempre una actividad sin ánimo de lucro. La condición de empresa mercantil nos vetó para siempre la posibilidad de obtención de becas, subvenciones que se destinan a las instituciones sanitarias, así como ayudas y acceso a programas de investigación que el Departamento de Salud ha ido desarrollando a lo largo de los años. Pero no fue solamente esto. Hemos pagado muy caro aquella decisión, pero esto es objeto de otras HISTORIAS DE MUY ALTA PRESIÓN, que tal vez expliqué algún día.

Sea como fuese, la ventaja indiscutible era disponer a partir de ese momento de personalidad jurídica propia que nos permitiría la toma de decisiones y el acceso a iniciativas y recursos que antes precisaban la aprobación de la Junta directiva del C.R.I.S., lo cual enlentecía mucho el tiempo de resolución de los problemas. Sin olvidar que habríamos de enfrentarnos en cada situación a un garantizado veto infranqueable por parte de esa Junta. El futuro de CRIS-UTH estaba labrado en una nueva época en la cual deberíamos asumir la responsabilidad de todos y cada uno de nuestros actos. Las ventajas eran indiscutibles. Los inconvenientes son también obvios.

En la misma época, la *Generalitat de Catalunya* pasó a gestionar los recursos sanitarios de toda la comunidad. Ofrecimos de inmediato nuestros servicios para integrar la Oxigenoterapia Hiperbárica en el Sistema sanitario público, para lo cual el primer paso era ser acreditados como Centro médico extrahospitalario. Fueron necesarios documentos, inspecciones, y trámites técnicos y administrativos, todos los cuales superamos sin dificultades. El recuerdo que tengo de aquella laboriosa época es satisfactorio puesto que no tuvimos ningún inconveniente remarcable. Por el contrario, gozamos desde el principio del beneplácito de las autoridades sanitarias catalanas con las cuales pudimos entablar relaciones de forma directa.

El segundo paso era la acreditación como centro de *Medicina del deporte* de primera categoría. Es cierto que, hasta ese momento, nuestras actividades se habían dirigido en exclusiva a los practicantes de un solo deporte, pero esto no era un límite o un encorsetamiento insuperable. Se trataba de perfilar que, dentro de esa gran especialización, nuestro papel preponderante eran las actividades deportivas o profesionales relacionadas con el mundo subacuático, con el añadido de que, varios de nosotros, éramos también especialistas en Medicina del deporte y, por lo tanto, estábamos en condiciones de ofrecer nuestros servicios a los practicantes de otras disciplinas.

El tercer paso, el más importante de todos, era obtener no sólo el beneplácito, sino la inclusión real y tácita en el Sistema sanitario público, lo cual implicaría la remuneración de nuestros servicios a cargo del Departamento de Salud. Dicho de otro modo, que la Seguridad Social se haría cargo del pago de los servicios de Oxigenoterapia Hiperbárica que aplicaríamos a los enfermos que lo necesiten por enfermedades sin ninguna relación con los accidentes de buceo. Esto no implicaría renunciar a esa actividad, minoritaria en número, pero a la que corresponde un papel de absoluto protagonismo. Solamente cambiaban los interlocutores. A partir de ese momento, las relaciones con las compañías aseguradoras, y de forma dominante entre ellas con la Mutualidad General Deportiva, a la que estaban afiliados casi todos los buceadores deportivos, se realizaría a título propio sin necesidad de intermediarios.

Todo este conjunto de iniciativas establecieron el fundamento de que CRIS-UTH iniciara una imparable progresión de ascenso que culminaría al cabo de pocos años en un sólido posicionamiento en el Sistema sanitario público. Obtuvimos una contraprestación económica que nunca implicó el enriquecimiento de los que trabajábamos en dicha institución, sino que permitió realizar las obras de mejora, acondicionamiento, y óptimo mantenimiento de la antigua instalación hiperbárica, así como dotarla de equipamiento moderno, informatización, y aplicación de los recursos que las nuevas tecnologías podían aportar a este nuevo campo de la Medicina. Era un panorama alentador destinado a fortalecer nuestro futuro, aunque sabíamos que generaría recelos, envidias, y agresiones e intentos de desestabilización.

En los meses siguientes, decidimos dar cabida en el equipo directivo a los compañeros que se habían distinguido por su perseverancia, fidelidad a la institución, y defensa del mismo objetivo común. La sociedad limitada CRIS-UTH pasó a estar integrada por los dos fundadores, el gestor administrativo responsable, una veterana enfermera, y un médico que había confiado en nosotros desde el principio. Este equipo protagonizó el paso del Departamento de cámara hiperbárica a un moderno Servicio médico que satisfizo las necesidades de nuestra sociedad en aquella vetusta, pero modernizada instalación, ubicada en el *Hospital de la Cruz Roja de Barcelona,* durante casi 30 años. Nuestro logotipo se basaba en el atractivo escudo del C.R.I.S. con una cruz roja superpuesta en transparencia. Más adelante, la imagen se rodeó de una franja circular con el lema *Unitat de Terapèutica hiperbàrica.*

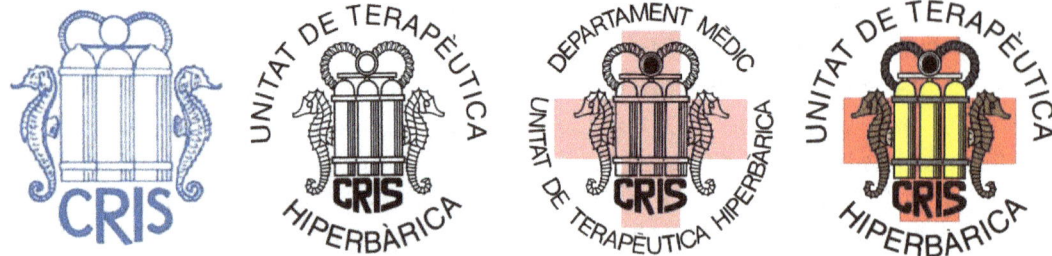

Evolución del Logotipo del C.R.I.S. hasta el de CRIS-UTH.

Comenzamos a vislumbrar el sueño de disponer de una cámara hiperbárica de mayores dimensiones y específicamente diseñada para uso hospitalario. Nos permitiría el tratamiento de más enfermos, ampliaríamos las indicaciones, pero sobre todo nos haría posible la aplicación de procedimientos médicos, implícitos a la época actual que, por limitaciones técnicas insuperables, no era posible asumir en ese momento, con aquel equipo, y en ese Hospital.

La nueva etapa precisó muchos años de gestación, pero con el paso del tiempo, se haría realidad una nueva instalación, ultramoderna y bien equipada, que adquiriría un liderazgo indiscutible en el panorama nacional subacuático o hiperbárico, ubicada en un nuevo hospital en la periferia de la ciudad de Barcelona. Pero ésta es otra HISTORIA DE ALTA PRESIÓN.

MORALEJAS DE ESTE CAPITULO :

— *"Mis aciertos, nadie los recuerda. Mis errores nadie los olvida".*
— Cierto. Pero muchas personas excusarán tus fallos y te brindarán la mano; pero nunca te perdonarán que hayas triunfado en lo que ellos fracasaron.
— *"Divulga tus fracasos para que la gente aprenda a perdonártelos. Pero oculta con el mayor sigilo tus éxitos."*
— *"Si me votas, yo seré el Presidente y tú también saldrás en la foto".*

6 de septiembre de 2017
(Revisado por última vez el lunes, 06 de noviembre de 2023)

LA ÚLTIMA VÍCTIMA DE LA PERESTROIKA

Congreso Soviético de Medicina Hiperbárica

En febrero de 1989, recibí con sorpresa una llamada de la Secretaría de Dirección del *Hospital de la Cruz Roja* de Barcelona, comunicándome que habían recibido un sobre del Agregado cultural del Consulado de la *Unión Soviética* en Barcelona, entregado en mano a mi atención, que contenía un oficio de la Embajada dicho país en Madrid.

El sobre contenía una carta escrita en ruso, en alfabeto cirílico, junto a una traducción al español realizada en la misma embajada. Era un escrito del Prof. *Efuni* Director del famoso *Centro unificado de investigación quirúrgica de la Universidad de Moscú*, quien me invitaba a participar en el *Congreso soviético de Medicina hiperbárica* que tendría lugar en el mes de noviembre de ese año. A la comprensible sorpresa, siguió la estupefacción. Y más adelante los intentos infructuosos de contactar de forma directa con el Prof. *Efuni* o con alguno de sus colaboradores. Fue imposible, pero logré averiguar que algunos conocidos de otros países habían recibido una invitación similar.

No todos los días se recibe una invitación de esas características, y si bien un viaje a un país lejano y desconocido nunca es fácil, lo era mucho menos ir a la URSS. Puse todo mi empeño en hacerlo realidad. Sería mi segundo viaje a la *Unión de Repúblicas Socialistas Soviéticas*, pues en 1980 había tenido el privilegio de asistir al *VIII Congreso Internacional de Medicina Hiperbárica* que tuvo lugar en *Moscú*, del cual he informado en el capítulo 17. Esta vez sería diferente. En aquella ocasión era un primerizo en esta especialidad y todo el viaje corrió a expensas de mis menguados bolsillos. A finales de la década de los ochenta, seguía siendo un novato pero comenzaba a tener un poco de experiencia y criterio propio en algunas situaciones.

Era difícil adivinar por qué extraña razón el Prof. *Efuni* había pensado en mi para participar en ese Congreso, que no era una reunión internacional, sino un evento interno soviético. No obstante, sólo había una explicación plausible. En su día, envié un ejemplar de mi Tesis doctoral a la embajada de la Unión Soviética en España, con el ruego de que la hicieran llegar al Prof. *Efuni*, habida cuenta de que, entonces, no conocía una forma de localizarle ni de entrar en contacto con él. Varios meses más tarde, recibí un oficio de la Embajada, notificándome que mi encargo había sido efectuado y que mi Tesis Doctoral había sido entregada al Prof. *Efuni*, en su Instituto ubicado en la calle *Abrikosovsky* 72 de *Moscú*. No me parecía que pudiera haber otra explicación por la cual el famoso Profesor me expresara de esta forma su cortesía y deseo de mantener alguna forma de relación. Un tiempo más tarde recibí por la misma vía un paquete que contenía un libro editado en dos volúmenes de tapa dura, impresión muy cuidada, y contenido íntegro en alfabeto cirílico, sin resumen a ningún idioma occidental. Se trataba del libro de actas original del Congreso Internacional que había tenido lugar en Moscú en 1980, al cual tuve el privilegio de asistir, firmado por la Profesora *Fokina*, a quien conocí fugazmente durante aquella provechosa visita. Algún tiempo más tarde facilité una fotocopia del contenido íntegro al Dr. *de Lara*. Me explicó que lo había hecho traducir al español, pero nunca tuve oportunidad de verificarlo.

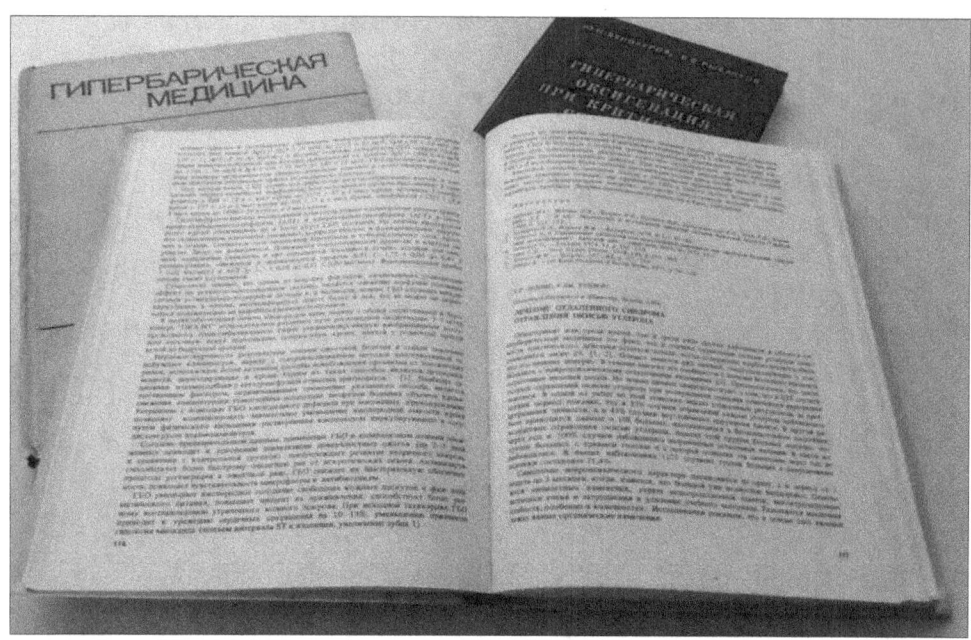

Libro de actas del VIII Congreso Internacional de Medicina Hiperbárica que tuvo lugar en Moscú en 1989, editado en versión original, sin traducción al inglés.

Con grandes dificultades, finalmente en la fecha estimada, 10 de noviembre de 1989, un avión de Air France me depositaba en el aeropuerto *Sheremetyevo* de *Moscú*, donde me esperaba una pequeña comitiva formada por dos personas jóvenes y una de media edad. La amabilidad y extrema cortesía de todos ellos fue manifiesta desde el primer momento. Sin embargo, la mayor de las sorpresas fue escuchar un correcto español hablado por el más joven de mis anfitriones cuyo nombre era *Vladimir Mansilla*; es decir, un nombre de pila indiscutiblemente ruso, seguido de un típico apellido castellano. Antes de tener la confirmación del interesado, todo hacía pensar que se trataba de uno de los famosos "*niños de la guerra*". En efecto, *Vladimir* era hijo de un republicano español que huyó a Rusia antes del final de la guerra incivil española. Su hermano mayor regresó al cabo de los años después de haber cursado la carrera de Medicina y la especialidad de Anestesiología en la universidad de *Moscú*. *Vladimir* había permanecido en *Rusia*, y con la expansión de la *Unión Soviética*, había tenido importantes oportunidades de promoción por lo que nunca regresó a España, aunque afirmaba su deseo de conocerla algún día. La elocuencia y amabilidad de *Vladimir*, no restó posibilidades de contacto con los demás miembros del comité de recepción. Estaba acompañado de un médico joven muy interesado en la historia de España, cuyo nombre lamentablemente no puedo recordar y una Doctora de media edad, *Ludmilla Ashurova*, que conocía muy bien, de referencia, por ser una gran autoridad mundial en el campo de las especies reactivas de oxígeno, conocidas como *radicales libres*, y autora de publicaciones importantes en diversos campos de la investigación. *Vladimir Mansilla* se había convertido en el hombre de confianza del Profesor y Diputado *Efuni* a quien conocí fugazmente en mi primer contacto con la *Unión Soviética* nueve años antes. Durante el trayecto desde el Aeropuerto, con la obligada parada en el punto hasta donde alcanzó la invasión Nazi, me explicaron en qué consistiría el apretado programa de aquella semana.

El Prof. *Efuni* había recibido, efectivamente, el ejemplar de mi Tesis Doctoral y encargó a Vladimir traducirlo al Ruso, lo cual monopolizó una buena parte de su tiempo. Mi modesto trabajo fue del agrado del profesor por lo cual planeó invitarme a visitarle algún día. En la segunda mitad del siglo XX, la Medicina hiperbárica se había expandido mucho a lo largo de toda la URSS y precisaban, como es lógico, que los especialistas repartidos por su amplio territorio supieran qué se estaba haciendo fuera del llamado *Telón de acero*.

Era una época de expansión y modernización en la *Unión de Repúblicas Socialistas Soviéticas*, y estaban abiertos a que sus especialistas tuvieran contactos con colegas de otros países. La invitación se había extendido a dos delegados de los *Estados Unidos*, dos de *Japón*, y uno de *Italia*, que junto a mi modesta persona constituiríamos la delegación internacional invitada al Congreso soviético. Por parte de los *EEUU*, mi amigo *George Hart* –a quien conocí precisamente en Moscú en 1980– se vio forzado a declinar a última hora la invitación a causa de su delicada salud que ya empezaba a manifestarse. *Eric Kindwall* de Milwaukee, Wisconsin, EEUU, el autor del más famoso libro de Medicina Hiperbárica, estuvo presente desde el primer día. Tuvimos mucho tiempo para ampliar nuestras amenas conversaciones iniciadas frente a aquel plato de espaguetis, en *Atenas*, en la UHMS de 1981. Fue la primera de varias coincidencias, como únicos extranjeros en países de visita poco frecuente entonces, como *Croacia* y *Checoslovaquia*. La delegación japonesa estaba compuesta por *Ideho Takayashi*, que asistía con cierta frecuencia a reuniones europeas, esta vez acompañado de otro especialista japonés, cuyo nombre soy incapaz de reproducir, pero que recuerdo bien por la sorprendente –para mí– circunstancia de ser el representante de KAWASAKI que, según aprendí en aquella ocasión, además de famosas motocicletas fabrica también plataformas petrolíferas, centrales nucleares y cámaras hiperbáricas de alta tecnología. Junto a *Alessandro Marroni*, nosotros éramos los únicos europeos de esa pequeña delegación internacional. Los detalles técnicos, las anécdotas personales y las continuas curiosidades implícitas a una visita al Moscú todavía epicéntrico de la gigantesca *Unión Soviética*, quizá den lugar algún día a una explicación más detallada cuya lectura podría ser interesante y a ratos hilarante.

Nos alojaron en la sede del COMECON que en nuestras latitudes se calificaba como "*La comunidad económica europea de los rusos*". Es el equivalente del "*Mercado Común*" europeo, pero aplicado al vasto territorio soviético. Era patente, sin embargo, la situación de inestabilidad pues estábamos asistiendo, de forma pasiva pero inevitable, a un estado de transición.

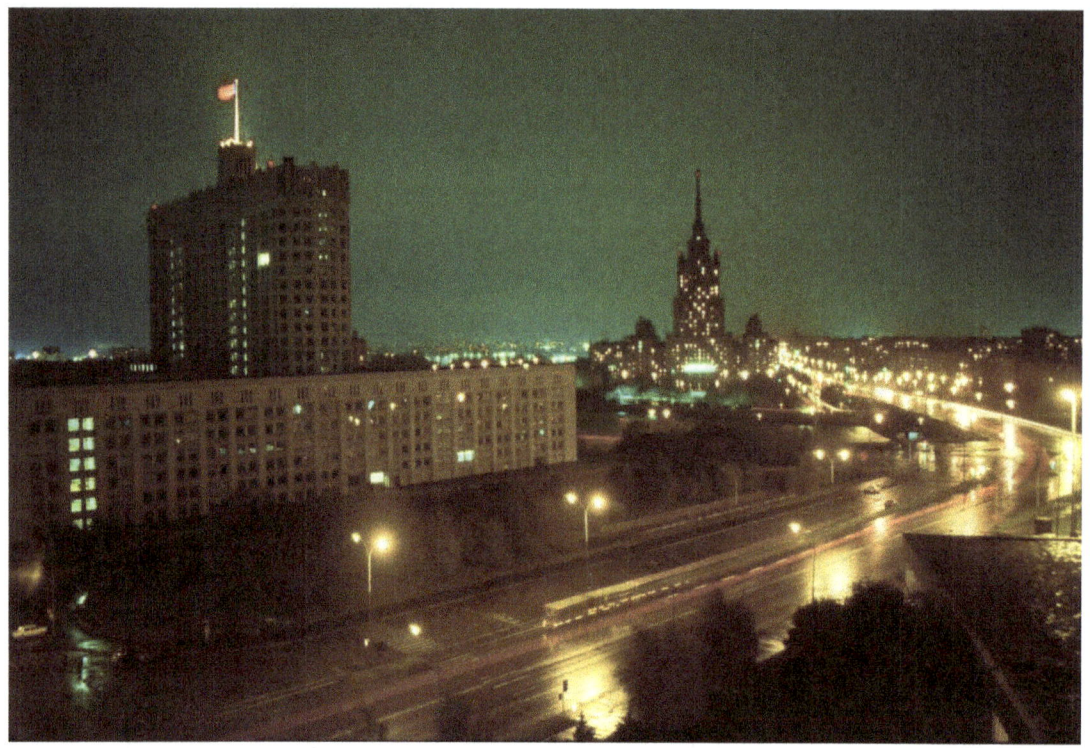

Vista del edificio del COMECON, donde nos alojábamos los invitados extranjeros, con la bandera de la URSS izada, y la imponente silueta de la Universidad de Moscú al fondo.

Oficialmente, el rublo mantenía la misma paridad que el dólar, pero en el mercado negro ya se pagaban 30 rublos por un dólar, y todavía era posible cambiar camisas compradas de rebajas en unos grandes almacenes de Barcelona, por latas de caviar ruso. Desde la ventana del Hotel se perfilaba un panorama que –sin nosotros saberlo– dentro de poco sería irrepetible. Enmarcada en la silueta lejana del mastodóntico edificio central de la Universidad de Moscú –en el que más adelante se basó el logotipo de sus Juegos Olímpicos– ondeaba todavía la bandera soviética con la hoz y el martillo. Al cabo de sólo unos meses, sería arriada definitivamente con el inicio de la cadena de acontecimientos que dieron por terminada la Unión Soviética. Descubrieron al mundo occidental la individualización e independencia de un montón de Repúblicas, de nombres impronunciables, cuya existencia hasta entonces era desconocida para casi todos nosotros.

En el contexto hiperbárico, volvimos a visitar el impresionante barocentro instalado en la cuarta planta del Centro médico que ya habíamos visitado años antes. Nos llamó la atención que todo el conjunto estaba mantenido en perfectas condiciones, pero parecía que no se había cambiado ni un solo tornillo desde la última vez. Los quirófanos hiperbáricos estaban en el mismo lugar, y con la misma dotación pero –tal como sospechábamos– habían sido dejados de utilizar hacía tiempo.

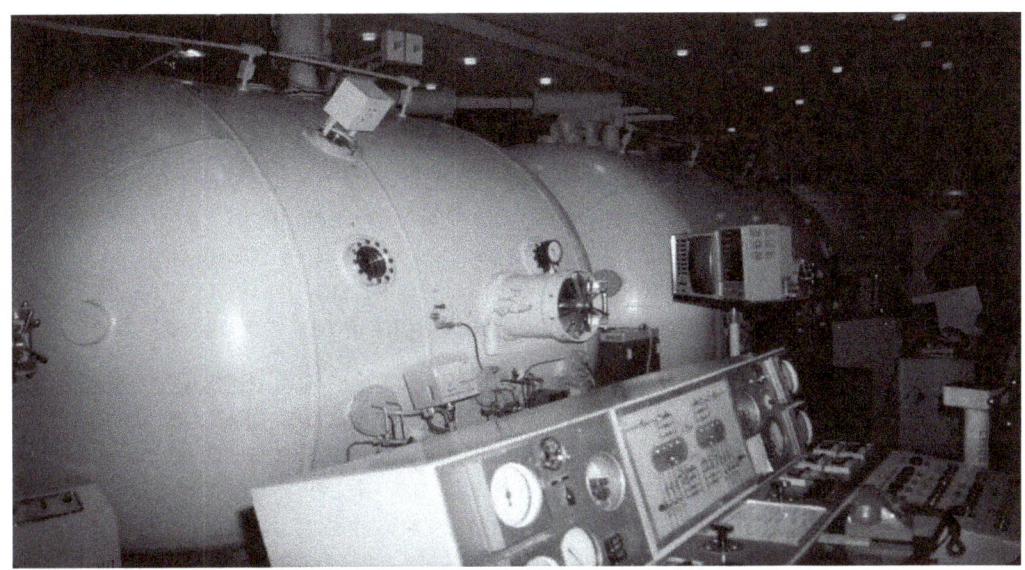

Vista parcial de unas de las once cámaras hiperbáricas multiplaza del Barocentro de Moscú. Destaca su aspecto tan diferente de las habituales en Europa.

En las plantas inferiores del mismo edificio había muchas cámaras monoplaza de fabricación soviética, marca OAK, de apertura total a modo de concha, o *shell* en su denominación inglesa. Ocupaban una amplia sala frecuentada por enfermos ambulatorios, bajo el control y dirección de la Dra. *Ashurova*, la gran especialista en Radicales Libres o Especies reactivas de oxígeno.

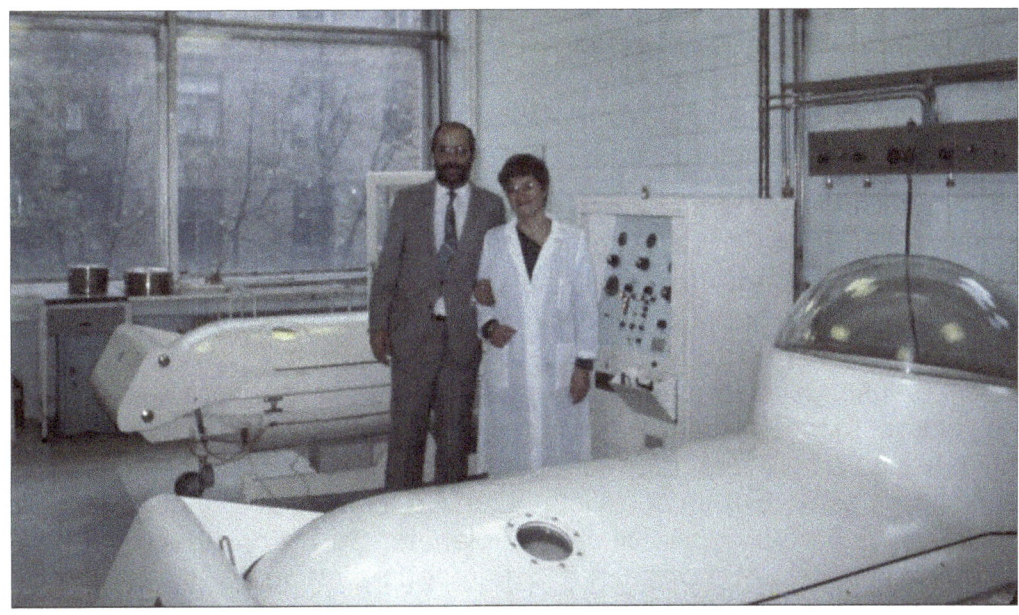

Con la Dra. Ludmilla Ashurova junto a algunas de sus cámaras monoplaza OAK, de apertura total,

El gran mural del vestíbulo marcaba con pequeñas estrellas rojas la ubicación de muchos centros de Medicina hiperbárica repartidos desde el Báltico hasta el Pacífico, y desde el círculo Polar hasta el Mar Negro.

El Congreso fue, por supuesto muy interesante, y tuvimos el privilegio de utilizar un precario pero eficiente sistema de traducción simultánea, que nos permitió seguir lo más importante de los trabajos presentados, mayoritariamente en ruso, pero también en otros de sus numerosos idiomas cooficiales. El dispositivo electrónico portátil era eficiente pero la agilidad de los traductores muy limitada. Pocas personas hablaban un inglés inteligible, y era más fácil encontrar un colega ruso que chapurrease francés o español. El eterno y universal idioma de los gestos y sobre todo la transmisión ultrasensorial demostraron con excelencia su eficacia mucho mayor que las pocas palabras mal pronunciadas en lenguas desconocidas por ambas partes.

La exquisita cortesía de los anfitriones, nos permitió visitar lugares famosos, como las salas no abiertas al público del *Kremlin*, los despachos utilizados por el Presidente de la URSS o los lujosos salones y suntuosos palacios diseñados para uso exclusivo del *Zar*, además de visitas al celebérrimo palacio de la ópera *Bolshoi* después de cenas en las que el caviar era abundante.

Conocí a una silenciosa persona de aspecto muy serio, que hablaba ruso con fluidez aunque parecía ser extranjero. En nuestro primer contacto me sorprendió que hablase también un español tan fluido, y que conociese mi nombre y procedencia. Acababa de conocer al Dr. *Rafael Castellanos*, como persona insigne, de nacionalidad cubana e invitado ilustre de nuestros camaradas.

No debemos olvidar que la *República de Cuba* estuvo emparentada con la *Unión Soviética*, hasta posiciones de extrema importancia en el contexto internacional. Esta curiosa relación entre países de tradiciones, costumbres y culturas casi incompatibles, se basaba en el intercambio de azúcar, y posicionamiento geográfico, por petróleo, defensa, y tecnología avanzada, entre ella dispositivos hiperbáricos.

Rafael Castellanos era una persona de elevada cultura, poseedor del más puro sentimiento Socialista y defensor a ultranza de los logros y avances del Comunismo. Me informó del programa cubano de desarrollo hiperbárico que, según sus palabras, había convertido *Cuba* en el país más hiperbarizado del planeta, puesto que disponían de una cámara hiperbárica a cada 100 km de distancia. Nuestras relaciones fueron extremadamente cordiales desde el primer momento, nos prometimos un intercambio científico y personal fluido, y formulamos un amplio programa de intercambio que, como suele ocurrir, sólo se cumplió en parte. Era un socialista auténtico, convencido, y posiblemente el último comunista puro superviviente del planeta. Su historia personal justifica esta devoción puesto que como él mismo repetía a menudo, "*el socialismo me lo ha dado todo, desde la educación, la carrera, el sustento, la profesión, la supervivencia y hasta la vida*". Partía de una trágica circunstancia de haber perdido sus padres en la niñez y desde la más absoluta miseria haberlo obtenido todo –como a menudo explicaba con profusión y deleite– a cambio de nada; o quizá sería mejor dicho a cambio de su fidelidad incondicional a un sistema político en el cual creía con convencimiento y sumisión.

La más sabrosa anécdota la proporcionó nuestra traductora. La organización ofrecía su ayuda complementaria repartiendo los invitados por comunidades lingüísticas. En nuestra condición de extranjeros de habla hispana, compartíamos chofer al volante de un *Lada* (nuestro SEAT 124) y una intérprete de origen sudamericano. No era solamente una traductora, sino en realidad nuestro "*ad latere*" o persona proporcionada por la organización para estar siempre a nuestra disposición para cualquier cosa que necesitásemos. Era también nuestra Guía en las pequeñas actividades sociales que se organizaban al final de cada sesión de trabajo.

Nos acompañó a la típica visita a la Plaza Roja, inevitable entrada en el mausoleo de *Lenin* y visita a algunos monumentos y museos. Era una mujer de mediana edad, curtida por la experiencia, áspero sentido del humor, que no dejaba escapar oportunidades para hacer comentarios irónicos o sarcásticos. A medida que nos fuimos conociendo y abundando en familiaridades y alguna concesión personal, su actitud se fue liberando hasta adoptar una posición desinhibida. En cada visita, nos facilitaba en primer lugar la descripción oficial del monumento o la institución que estábamos visitando, conforme a las detalladas instrucciones que con toda seguridad había recibido. A continuación, cambiaba su tono de voz y, en un aparte, añadía la versión no oficial fruto de la sabiduría popular siempre mejor informada. Desde mi punto de vista, la segunda versión merecía mucho mayor credibilidad que la primera. Por parte de *Rafael Castellanos*, sólo la primera era la auténtica y la segunda era una descortesía y una manipulación personal inventada por aquella mujer excesivamente crítica con un sistema cercano a la perfección.

Por ejemplo, frente a una de las iglesias con las conocidas cúpulas de oro típicas de los templos rusos de hace unos siglos, después de explicar el proceso de construcción y la enorme riqueza que entrañaba el conjunto, nuestra traductora añadió :

- La realidad es que todo está pintado con purpurina. El oro fue retirado por los *Soviets* hace muchos años y nunca se ha sabido a dónde fue a parar.

Rafael carraspeaba disconforme.

O bien en una visita a una modélica cooperativa agrícola, la traductora nos explicó en primer lugar los grandes logros de la colectivización, las maravillosas cosechas obtenidas en los últimos años, y su reparto equitativo por todos los pueblos de los alrededores. Acto seguido, la intérprete corrigió :

- La verdad es que el proyecto ha sido un gran fracaso pues la utilización indiscriminada de fertilizantes ha logrado esos objetivos pero sólo los dos primeros años y a partir de entonces la desecación y eliminación de todos los residuos nutritivos de la tierra han convertido los campos en páramos estériles e inaprovechables y a los campesinos en muertos de hambre.

Rafael movía brazos y piernas de forma frenética.

Y luego, dentro de una bellísima iglesia antigua, admirábamos los famosos iconos y las pinturas murales que adornaban las cúpulas y paredes del templo.

Pero la traductora nos aclaró que :

- Esto es lo que nos han dicho, pero la verdad es que son reproducciones modernas pues han sido incapaces de restaurar los originales y los han dejado perder para siempre, si no es que se los han vendido.

La paciencia de *Rafael* llegó al límite preexplosivo a partir del cual ya no era posible seguir resistiendo tanta difamación.

- ¡Pero, señorita, como puede usted decir esto!. Precisamente la *Unión Soviética* es quien más cuidado ha tenido siempre en el mundo para conservar el arte.

- Pero no sea usted inocente, Doctor, y no sea cubano, esto es lo que le han explicado, pero todo mundo sabe que los originales los han vendido.

- ¡Pe, pe, pepero cómo puede decir esto!. ¡Usted puede tener problemas!. ¡Es intolerable que diga usted esto a los extranjeros!

Se entablaron en una encendida discusión en la cual *Rafael* hacía gala de todos los calificativos y excelsas cualidades del socialismo como el mejor de los sistemas que ha existido en la historia del universo para la protección de la humanidad, el entorno, y el arte. Todas ellas eran rebatidas una por una por nuestra *ad latere* que se quejaba del abandono de que eran objeto los trabajadores y del deterioro progresivo de patrimonio nacional que ellos consideraban inextinguible pero que algún día se acabaría. Avanzada la discusión, Rafael replicó a la traductora con una frase magistral.

- Pero es que en lugar de quejarse de qué ha hecho el socialismo por usted, debería plantearse qué ha hecho usted por el socialismo.

En este momento, no pude evitar la carcajada, e intervine en la conversación que hasta ese momento me había limitado a escuchar.

- Rafael, por favor, esto lo dijo *Kennedy* en 1961 en su discurso de investidura, en plena guerra fría y para justificar decisiones difíciles para mantener el mismo nivel de vida. Pero *Kennedy* también lo había copiado del Evangelio, donde *Jesús* recrimina a los apóstoles que en lugar de estar reclamando beneficios y prebendas deberían preguntarse qué aportan ellos al pueblo. Sólo te falta decir que *"La mies es mucha y los labradores son pocos"*.[1]

---

[1] Lucas 10,2.

Afortunadamente entre más carcajadas, a partir de esta conversación la traductora moderó sus intervenciones aunque nunca desterró la ironía y el sarcasmo. Afortunadamente fue la última vez que asistimos a una discusión de estas características cuyo final hubiera podido crear un conflicto internacional.

La visita a la *Unión Soviética*, fue como tantas veces un conjunto de experiencias contradictorias. Tuve la oportunidad de contactar con algunos científicos soviéticos, ver laboratorios impresionantes e instalaciones de tecnología muy avanzada. Verifiqué también su grado de insatisfacción que abonaba la sempiterna queja popular de que los grandes logros no alcanzan al pueblo, lo cual compartimos también muchos ciudadanos europeos.

Sin ser consciente de ello, habíamos asistido a los estertores este magno imperio que se desmembraría de una forma inimaginable al cabo de sólo unos meses, convirtiendo en un capitalismo feroz aquel vasto territorio que había sido el paradigma de la igualdad interterritorial entre las clases más oprimidas.

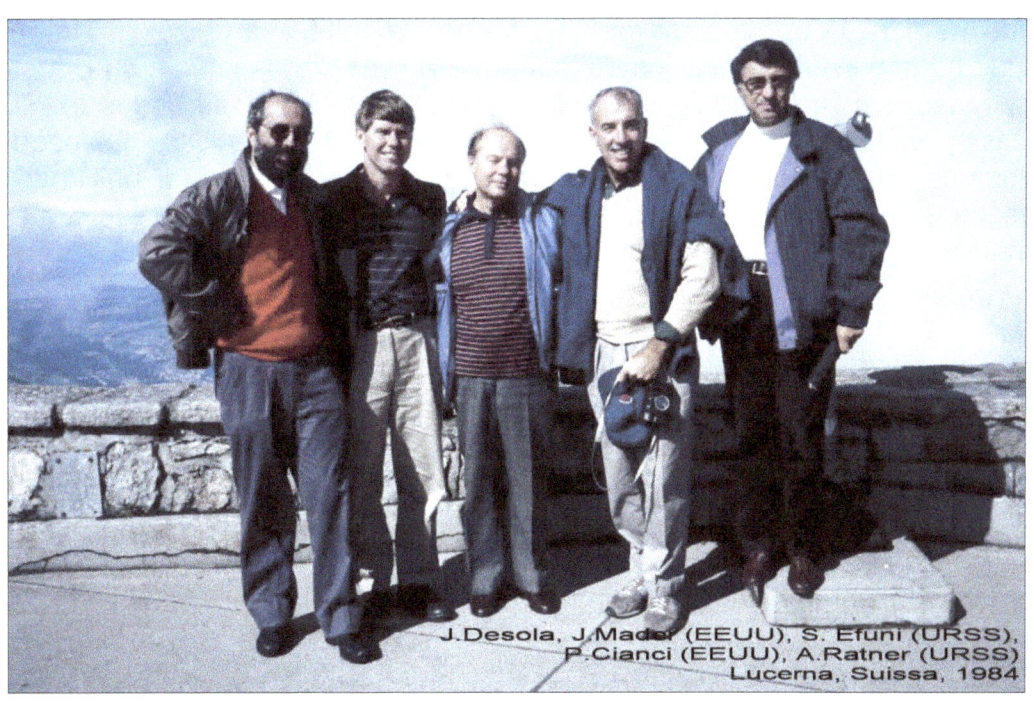

Encuentro internacional y multicultural en Lucerna, Suiza. De izquierda a derecha, Jordi Desola (España), John Mader (EEUU), Sergei Efuni (URSS), Paul Cianci (EEUU), GL Ratner (URSS).

Los contactos con el Prof. *Efuni*, continuaron en la misma proporción con que el sistema fue capaz de mantenerse; emigró a los *Estados Unidos* donde cambió de profesión. *Vladimir Mansilla* apareció de improviso unos años más tarde en Barcelona y le invitamos a impartir algunas conferencias en la edición de ese año de nuestro Máster. Hicimos planes para el futuro y tratamos de realizarlos a corto plazo. Permaneció unos días con nosotros y regresó a Rusia al cabo de poco tiempo, con muy poco entusiasmo. Siguió luego un larguísimo período de silencio, nadie respondía mis mensajes, y pensé que probablemente habría también cambiado también de horizonte. Sin embargo, la realidad era trágica y mucho más lamentable. Supe al cabo de poco que Vladimir murió a causa de una enfermedad repentina. O al menos eso fue lo que me dijeron.

El gran Barocentro de la calle *Abrikosovsky* 72 fue muy pronto privatizado. Más adelante sus once cámaras fueron repartidas en diferentes centros para utilizaciones más prácticas siempre alejadas de la investigación. Algunas de ellas pasaron a ser utilizadas en Veterinaria para animales domésticos. El sucesor del Prof. *Efuni*, el Dr. *Rodionov* utiliza ahora cámaras de pequeño volumen y alta tecnología siguiendo las indicaciones clásicas de la Medicina hiperbárica. En los Congresos anuales de la *Sociedad Europea de* Medicina *hiperbárica* así como en el trianual Congreso Internacional, casi siempre aparecen los nombres de congresistas rusos, que muchas veces no llegan a presentar los trabajos que aparecen en el programa. En diversas localidades de *América* tanto del Norte como del Sur, algunos científicos de *Rusia* o de sus repúblicas vecinas, ha logrado introducirse y ejercer su especialidad. La Dra. *Nina Subottina*, a quien no tuve la oportunidad de conocer en la URSS, se ubicó en *Argentina* donde ha impulsado la difusión de la Medicina Hiperbárica junto a su Director y responsable el Dr. *Jorge Pisarello*. Unas empresas radicadas en las ex-Repúblicas soviéticas fabrican actualmente cámaras hiperbáricas de pequeño volumen que comercializan en el mercado libre. El Centro unificado de investigación quirúrgica, el gigantesco *Barocentro* de *Moscú*, fue una de las primeras víctimas de la *Perestroika*.

Tal vez el contacto más duradero y en buena medida de mayor importancia de este viaje, fue el descubrimiento de un buen amigo al otro lado del *Atlántico*, pero no en el gran continente sino en la desconocida y fascinante isla de *Cuba*, donde todavía se mantiene la única y auténtica República Socialista del planeta. La amistad con *Rafael Castellanos* es duradera y permanente. Prometió invitarme a participar en sus cursos de Medicina hiperbárica en *La Habana*. Cumplió su palabra, aunque no realizó su objetivo. Fue y es protagonista en su país de una verdadera HISTORIA DE ALTA PRESIÓN que en muchos aspectos desbordó nuestra imaginación y credibilidad.

MORALEJAS DE ESTE CAPITULO :

– La solidaridad internacional, a nivel individual, no tiene límites ni fronteras.
– El Barocentro de Moscú era, posiblemente, el mayor centro hiperbárico del mundo.
– Un esquema organizativo de esa envergadura, a cargo del estado, es difícilmente viable en ningún país; ni tan solo en Rusia.

26 de septiembre de 2017
(Revisado por última vez el sábado, 02 de diciembre de 2023)

EN LA MAYO
Visita a Mayo Clinic Scottsdale

Esta historia requiere dos explicaciones previas que tuvieron lugar unos años antes. Nuestra introducción en las aplicaciones clínicas de la Medicina hiperbárica comenzó por la parte más difícil. En una ocasión tratamos dos enfermos muy graves que sufrieron una intoxicación por monóxido de carbono en un lugar público en el cual otras personas expuestas al mismo entorno fallecieron. Y casi en la misma época, recibimos el primer caso de *Infección necrotizante de partes blandas*, la conocida y mal llamada "Gangrena gaseosa" como resultado de un accidente típico en el medio rural. Un agricultor estaba labrando sus campos con un tractor sin las medidas de seguridad que hoy son obligatorias y, en una maniobra brusca, el tractor volcó apresando una pierna del conductor y dejándole inmovilizado hasta que pudo recibir ayuda. Es una historia típica : heridas muy extensas en un miembro, pérdida de sustancia, contacto directo con la tierra –a menudo con estiércol– y desarrollo de una grave infección que compromete no sólo la integridad de la extremidad, sino incluso la vida del enfermo.

Estas complicadas enfermedades requieren un abordaje multidisciplinario, que pone en guardia a todo el hospital. Se inicia en el servicio de urgencias donde estos enfermos reciben las primeras atenciones; a la mayor brevedad, es necesaria la intervención de los cirujanos que deben limpiar la herida, retirar las partes infectadas sin posibilidad de recuperación, evitar la tentación de realizar una amputación en primera instancia, y realizar curas quirúrgicas con la frecuencia necesaria durante los primeros días. El enfermo ha de estar atendido en una unidad de cuidados intensivos, puesto que estas infecciones provocan complicaciones muy graves que con extraordinaria rapidez comprometen la supervivencia del enfermo; si se dan las condiciones adecuadas, la infección puede albergar un germen anaerobio –es decir, que crecen en territorios en malas condiciones con falta de oxígeno– que generan gas maloliente, hinchan los tejidos, y provocan una destructiva enfermedad conocida como *Gangrena gaseosa*.

Hemos visto estas terribles situaciones muchas veces en películas de guerra. Es la típica herida infectada en el frente, o en un lugar sin recursos, en que el médico de campaña adopta la decisión heroica de amputar una pierna o un brazo sin anestesia. Escenas de alto dramatismo que la industria cinematográfica adorna con multitud de detalles espectaculares no siempre exagerados. Si el protagonista es *Errol Flynn* o *John Wayne*, lo soportan con entereza después de un trago de *Whisky* y mordiendo un trozo de madera. Pero la realidad es ésta: la pérdida del miembro está garantizada en la mayor parte de los casos como única forma de salvar la vida del enfermo.

Nuestro primer caso tuvo lugar a partir de una herida sufrida por un agricultor, causada por un tractor, con desarrollo de una *Gangrena gaseosa* dentro de las primeras 24 horas. Para fortuna del enfermo, el Dr. *José F. Escalante*, cirujano de origen sudamericano que hábilmente le atendió, sabía que la aplicación de *Oxigenoterapia hiperbárica* puede ser de gran ayuda para frenar la evolución de esta enfermedad tan grave. El requisito de su alta virulencia es la escasez de oxígeno en los tejidos lesionados, que facilita el crecimiento de estos gérmenes destructivos que provocan en la mayor parte de los casos la muerte en las primeras horas, si no se adoptan con urgencia las medidas necesarias.

En 1981, no teníamos todavía ninguna experiencia en estas enfermedades, pero estábamos cargados de buena voluntad y de deseos de introducirnos en este complicado campo. Los detalles del caso serían largos de explicar y, además, como en las películas consideradas como "*no aptas para menores*" su descripción "*podría herir la sensibilidad del lector*". Quedémonos sólo con la parte anecdótica y el resultado satisfactorio. Nuestro enfermo fue introducido en la cámara hiperbárica tres veces al día, con la frecuencia que requiere una enfermedad infecciosa; es decir, un tratamiento por la mañana, otro por la tarde, y el tercero a las cuatro de la madrugada. Administrar una pastilla, o una inyección cada ocho horas, es realmente sencillo. Pero aplicar un tratamiento en cámara hiperbárica para un enfermo de estas características, requiere una hora de preparación, dos horas y media de tratamiento, y otra hora de descompresión, limpieza, retirada de material infectado y preparación para la siguiente sesión. Durante los tres días iniciales, el tratamiento de una *Gangrena gaseosa* requiere, en la práctica, dedicación exclusiva, con un riesgo elevado de fracaso si no se sigue esta metodología con rigor.

En nuestra primera experiencia, solamente el entusiasmo de nuestro equipo permitió solventar la enorme cantidad de problemas implícitos a la introducción en la vetusta e incómoda cámara hiperbárica instalada en el *Hospital de la Cruz Roja*, de un enfermo tan grave con requerimientos asistenciales tan rigurosos como complicados. Cuando comenzó a recuperar la conciencia, en momentos de distensión procurando levantarle la moral, le dijimos que cuando estuviera curado lo celebraríamos por todo lo alto y abriríamos una botella de champán. Emilio, asintió esperanzado, pero añadió que lo haríamos cuando pudiera venir en bicicleta desde *La Seu d'Urgell*, puerta de entrada a los *Pirineos* a través del *Principado de Andorra*, a unos 200 km al norte de Barcelona. Unos meses más tarde, casi un año después, *Emilio Vinyals* cumplió su palabra: vino a Barcelona en bicicleta y nos invitó a cenar, cosa que aceptamos encantados. En este primer tratamiento cumplimos el principal objetivo de la aplicación de *Oxigenoterapia hiperbárica* en estas gravísimas enfermedades : no solo mantener la vida del enfermo, sino conseguir que salga del *Hospital* andando con sus propias piernas.

La noticia corrió como la pólvora. Afortunadamente las temibles *Infecciones necrotizantes de las partes blandas* no son muy frecuentes, pero su elevada

Reseña de nuestro primer caso de Gangrena gaseosa tratada satisfactoriamente en la cámara hiperbárica del Hospital de la Cruz Roja, publicado en 1981 en la revista Medicina Clínica.

gravedad justifica que sean tema de conversación cuando, lamentablemente, se presenta uno de estos casos en los hospitales generales. Desde entonces recibimos entre cinco y diez casos al año, con lo cual al final de los años 80 ya teníamos una experiencia considerable, y pronto descubrimos que, en realidad, era una de las más elevadas del país.

Lamentablemente, nuestro entusiasmo no era compartido por todos los médicos del *Hospital de la Cruz Roja*, y todavía menos por los equipos quirúrgicos con los que compartíamos la responsabilidad de hacer frente a estas difíciles situaciones. Los cirujanos estaban preocupados por el riesgo de infección que estos enfermos pudieran provocar y exigían la adopción de medidas extraordinarias de desinfección. Sin embargo, si bien su preocupación era justificada y responsable, las medidas que proponían eran a todas luces exageradas y fruto de una falta general de conocimientos de infectología. Estas enfermedades requieren, por supuesto, medidas de precaución y a veces de aislamiento, pero no superiores a las que son necesarias en cualquier enfermedad transmisible. El problema era la tremenda espectacularidad de los casos de *Gangrena gaseosa* que, entre otras características especiales, producen un inconfundible olor, penetrante, desagradable, y extremadamente repulsivo. Tardamos muchos años en hacer entender a nuestros colegas que compartíamos, como no podía ser de otro modo, su preocupación sobre la posible transmisión de enfermedades infecciosas, pero que bastaba con cumplir los protocolos habituales en estos casos para mantener el riesgo dentro de los márgenes aceptables.

Unos pocos años más tarde, publicamos en la prestigiosa revista MEDICINA CLÍNICA nuestra primera revisión sobre *Infecciones necrotizantes* basada en la descripción de aquel primer caso tan desgraciado en su origen como satisfactorio en su evolución. Al final de los años 90 realizamos un estudio multicéntrico colaborativo con los hospitales que disponían de cámara hiperbárica en España recogiendo la evolución acumulada de todos los casos de *Gangrena gaseosa* que habían recibido tratamiento multidisciplinario con los requisitos anteriores. Los resultados eran muy satisfactorios, con unos índices de curación elevados y una mortalidad inusualmente baja para una enfermedad tan grave. Durante mucho tiempo, después de los accidentes de buceo, la principal razón por la que nuestro centro era conocido, era para el tratamiento de infecciones anaerobias, como la *Gangrena gaseosa* y enfermedades relacionadas.

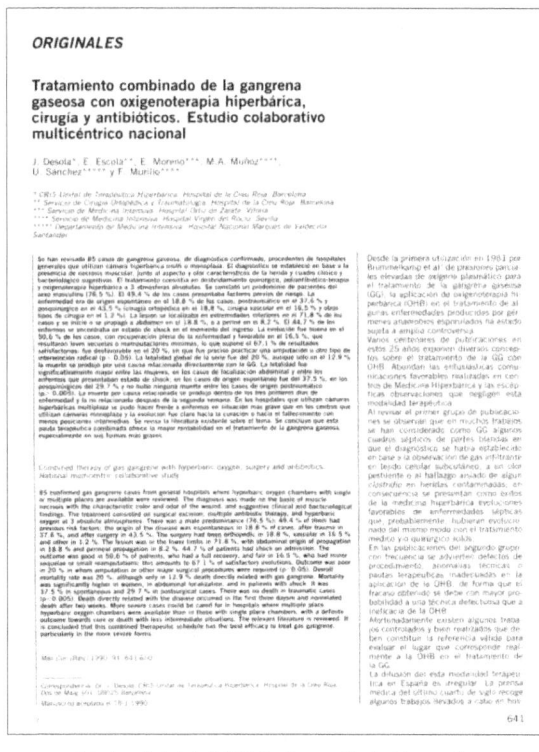

Página inicial del Estudio multicéntrico sobre tratamiento combinado de la Gangrena gaseosa publicado en 1990 en la revista Medicina Clínica.

La siguiente historia preliminar, está relacionada con la *Academia de Ciencias Médicas de Catalunya y de Baleares.* Se trata de una prestigiosa institución, fundada en 1860, que engloba un centenar de Sociedades médicas especializadas, y ofrecen un foro de investigación y estudios de alto nivel en las principales materias de su competencia. A finales de año, reunidos en una cena solemne, la Academia celebraba la ceremonia de entrega de distinciones y premios especiales a sus miembros más destacados.

Procuré asistir siempre que pude, y mis relaciones con los organizadores de ese acto eran fluidas. En el año 1989 la celebración coincidía con uno de los Congresos de nuestra sociedad europea EUBS, a la que tuve que dar preferencia y por tanto me sería imposible asistir al solemne acto. Pero una cadena de imprevistos me permitió adelantar el regreso y sobre las nueve de la noche del día señalado me encontraba ya en Barcelona. Estaba todavía a tiempo para asistir a la cena de la Academia, a pesar de no haber confirmado mi reserva. El acto tenía lugar ese año en el *Palacio Nacional de Montjuic*, donde actualmente está instalado el *Museo Nacional de Catalunya*, es decir un marco ilustre, como siempre. Mi precipitada llegada, sin haber podido anunciar mi asistencia, forzó a los organizadores a ubicarme en un lugar vacante improvisado junto a personas para mí desconocidas. Acepté complacido, por supuesto, y agradecí su esfuerzo.

Compartí la mesa con seis personas de edad mucho mayor que la mía, con quienes nunca había tenido la oportunidad de departir con anterioridad, pero que desde el primer momento demostraron una exquisita educación y me aceptaron cortésmente en su mesa. Me limité, como es lógico, a escuchar y permanecer callado. Todos ellos eran cirujanos y su conversación ponía de manifiesto que se trataba de personas importantes. Por razones de confidencialidad, debo omitir sus nombres. Eran Jefes de servicio o colaboradores importantes de los Departamentos de Cirugía de los principales hospitales de *Catalunya*. Su conversación era animada, puesto que todos ellos demostraban una relación intensa no limitada a la vida profesional, sino que había un vínculo social entre ellos. Algunos habían sido compañeros de estudios. Al cabo de un rato descubrí, con asombro, que tres de ellos habían sido residentes de la famosa *Clínica Mayo* de los *Estados Unidos*. Los demás también habían tenido contacto con esa prestigiosa institución, ya sea por haber realizado cursos de especialidad o haber participado en sesiones clínicas. El nivel de excelencia de todos mis compañeros de mesa era elevadísimo.

Mi sensación de intrusismo y oprobio profesional era cada vez mayor y es fácil comprender mi intimidación al encontrarme casualmente compartiendo una mesa con personas tan distinguidas. Pero eran muy amables y se esforzaban en romper esa barrera. Presencié una discusión animada que me ha servido de ejemplo a lo largo de toda mi vida. Recordaban su época de residentes –es decir de médicos jóvenes recién licenciados– en un país extraño y sus primeras experiencias en la *Clínica Mayo*. El de mayor edad explicaba cómo se vio obligado a intervenir en una Sesión clínica para interpretar los datos y radiografías de un enfermo. Imaginé que a continuación escucharía –como suele ocurrir en situaciones de este tipo– una descripción de su erudición que debió dejar boquiabiertos a todos los asistentes del famoso centro médico; pero no fue así. En su lugar, explicó cómo un estudiante de Medicina local intervino en la presentación, rebatió sus argumentos, demostró que se había equivocado en todo, y puso de manifiesto que aquel estudiante tenía mejores conocimientos y mayor percepción clínica que la suya. La carcajada fue general. Otro de los eruditos cirujanos explicó otra divertida anécdota, que tenía también como desenlace un descomunal error en una sesión pública, aunque sin consecuencias para el enfermo. Siguió otra carcajada todavía mayor. Y uno por uno, todos los cirujanos explicaron historias de sus errores junto a sus mayores equivocaciones. La lección de humildad no tenía desperdicio.

Estas prestigiosas personalidades me obsequiaron con una magnífica exhibición de autocrítica. En lugar de alardear de su reconocida excelencia, me impresionó su capacidad de reconocimiento de errores, que explicaban con naturalidad eludiendo formular excusas con poco fundamento y asumiendo la parte positiva de su equivocación. Es cierto que podemos aprender mucho más de nuestros errores que de nuestros aciertos, este es un aforismo clásico y bien establecido, pero no todo el mundo es capaz de asumirlo.

Me vino a la memoria otra lección ejemplar también brindada por un cirujano mítico. Unos años antes, el eminente Prof. *Pedro Piulachs* fue investido miembro numerario de la *Real Academia de Medicina*. El tema de su discurso de investidura fue "*Los errores médicos*". Sorprendía, en primer lugar, que tan prestigioso cirujano escogiera un tema tan *poco quirúrgico* para una conferencia magistral. Pero nos demostró que se trataba de una magnífica lección de humildad. Afirmó haberse equivocado centenares o millares de veces, como todos los médicos. Y repitió que aquellos que presumen de no haberse equivocado son los más peligrosos, pues con toda seguridad han cometido, como mínimo los mismos errores que los demás, pero con el agravante de no haber sabido reconocerlos y, por tanto, con disposición a volver a repetirlos.

Unos y otros, el eminente catedrático, y los prestigiosos cirujanos, alumnos o visitantes habituales de uno de los centros médicos más prestigiosos del mundo, me acababan de facilitar una increíble demostración de modestia, de autocrítica, y de capacidad de aprendizaje que, a lo largo de mi vida, he intentado siempre emular

Hacia el final de la cena, no fue posible evitar aquello que estaba temiendo desde el primer momento. Me preguntaron a qué me dedicaba. ¡Terror!. ¡Vergüenza al máximo! Los tomates de la ensalada palidecían en comparación con mis mejillas. Pero no podía eludir la respuesta.

Expliqué primero mi trayectoria hospitalaria, mi formación relacionada con las enfermedades infecciosas y mi dedicación simultánea a la asistencia primaria. Y tímidamente, casi con disimulo, y creo que en voz baja, me atreví a resumir mis contactos con la aplicación de oxígeno a presión en una cámara hiperbárica para el tratamiento de diversas enfermedades entre las cuales algunas infecciones quirúrgicas, principalmente la *Gangrena gaseosa*. La atención de mis eruditos comensales, cambió por completo.

- Yo he tenido uno de estos casos en mi vida y son devastadores y terribles. Se mueren todos.
- Por suerte yo solamente me he encontrado dos veces con una *Gangrena gaseosa*, pero no se salvó ni uno.
- ¿Usted es el responsable de la cámara hiperbárica de la Cruz Roja? Pues

nosotros les hemos enviado un enfermo hace cinco años, y otro el año pasado, y los resultados fueron muy buenos. Los que habíamos tenido antes se nos murieron todos.

- ¿Ah, pero esto de la cámara hiperbárica realmente funciona?
- ¿Se curan las Gangrenas gaseosas?.
- El año pasado, nosotros les enviamos un caso, que dábamos por perdido, el Jueves santo por la mañana, y cuando regresamos, el martes, el enfermo estaba curado y con su pierna enterita.

Balbuceé tímidamente mis respuestas a alguna de sus preguntas, pero supongo que mi turbación era evidente. Al final uno de los eminentes cirujanos me hizo una proposición inquietante.

- ¿Usted estaría dispuesto a participar en una sesión clínica de mi *Hospital* y explicarnos de qué manera funciona la cámara en la *Gangrena gaseosa* ?

- Sí señor, por supuesto.

El cirujano más cercano a mí, de forma paternal, murmuró en voz baja un consejo y una advertencia

- Piensa que esta gente son de lo más crítico y exigente. Si aceptas participar en una de sus sesiones clínicas se te van a comer vivo.

Mi respuesta consistió en una frase, que a partir de entonces he repetido en varias ocasiones.

- Es que si se trata de explicar el mecanismo de la Oxigenoterapia hiperbárica en la *Gangrena gaseosa*, si ustedes quieren esto yo lo puedo presentar hasta en la *Clínica Mayo*.

¡Pobre de mí!. Buena la hice.

El tercer preámbulo está también relacionado con las *Infecciones necrotizantes de partes blandas*. Poco tiempo después de aquella cena tan provechosa como preocupante, recibí la invitación para presentar nuestra experiencia en la *Sociedad Catalana de Infectología* dentro de la *Academia de Ciencias Médicas de Catalunya y Baleares*. Conocía muy bien los procedimientos de esta sociedad, a la que yo también pertenecía, y que se caracterizaba por la rigurosidad metodológica de la mayoría de sus componentes que sometían a severa crítica y riguroso análisis cualquier resultado obtenido o publicado en las revistas de la especialidad. Algunos de los eruditos eran famosos por su criterio exigente y riguroso. No obstante, decidí aceptar la invitación puesto que sería una oportunidad para dar a conocer, en un medio especializado y de muy alto prestigio, nuestros resultados.

En la fecha señalada, me presenté en el local de la academia con mucha antelación para preparar mis documentos y revisar cuidadosamente la doble proyección con dos carruseles KODAK que ilustraría con imágenes de nuestros enfermos, así como con el análisis estadístico a que habían sido sometidas nuestras conclusiones. Por alguna razón que ignoro, este acto tuvo una cierta difusión en la comunidad médica barcelonesa y me sorprendió la asistencia relativamente elevada de médicos de diferentes especialidades. Entre ellos había algunos compañeros de promoción y otros médicos amigos con los cuales mantuvimos una animada conversación en los minutos antes de iniciar la sesión. Uno de ellos me hizo la siguiente observación.

- ¿No te da miedo hablar delante de esta gente tan rigurosa e intransigente ?

Mi respuesta no estaba preparada, sino que fue espontánea, pero era la misma que había utilizado unas semanas antes para replicar a los ilustres cirujanos en aquella cena memorable.

- Es que hablar del oxígeno hiperbárico en la *Gangrena gaseosa* lo puedo hacer hasta en la *Clínica Mayo* si hace falta.

La sesión comenzó estrictamente a la hora anunciada, dispuse de 30 minutos para exponer nuestras observaciones y resultados obtenidos, y me sometí, como era preceptivo, a un animado coloquio que en aquella ocasión se extendió durante más tiempo que la propia presentación. Algunas preguntas estaban envenenadas, pero como no era una sorpresa pude responderlas sin problemas mayores. Otras incidían en aspectos técnicos y mecanismos etiopatogénicos de la enfermedad o del tratamiento aplicado. En líneas generales creo que la evolución del coloquio fue satisfactoria, e incluso tuve el privilegio de recibir una leve, muy tímida y disimulada felicitación del presidente de la Sociedad, un eminente pero temible infectólogo.

Al final de la sesión, se repitió la tertulia con amigos y compañeros que me siguieron asaetando con más preguntas, aunque ahora la mayoría eran fruto de la cordialidad y camaradería. Hacia el final de la conversación, cuando la mayoría se habían retirado, se me acercó un compañero de promoción que hasta entonces había permanecido en silencio. Se trataba de mi amigo *Javier Magriñá* con quien habíamos compartido espacio como alumnos internos de la *Clínica médica C* del *Hospital* clínico de Barcelona, pero –más importante todavía– habíamos coincidido también en la montaña esquiando en la *Brigada Alpina* de la bella estación invernal de *Llessui*, lamentablemente cerrada en la actualidad. Javier me hizo la siguiente pregunta:

- ¿Lo de la *Clínica Mayo*, lo decías en serio?

- ¡Por supuesto! En la *Clínica Mayo* o donde sea.

- Pues ya hablaremos de esto.

El encuentro terminó con las típicas despedidas cordiales. Más tarde me explicaron que *Javier Magriñá* era uno de esos médicos jóvenes que al terminar la carrera huyeron a los *Estados Unidos* buscando oportunidades que nos estaban vetadas en nuestro país. Otro caso de la desgraciada *fuga de cerebros* –o de bisturís en este caso– que ha caracterizado tantos años el nefasto desarrollo científico y profesional en nuestro país. *Javier* había alcanzado una alta posición en la *Clínica Mayo*, en *Rochester*, hasta que formó parte de la comisión encargada de abrir otro centro de la misma institución en la ciudad de *Scottsdale*, en el estado de *Arizona*. *Javier* era no solamente un prestigioso ginecólogo –el primero en realizar operaciones ginecológicas de alta complejidad por vía laparoscópica, es decir con incisiones mínimas– sino que se había convertido en un personaje importante dentro de esa legendaria institución médica americana.

Con gran sorpresa, unos meses más tarde, recibí una carta con el membrete de *Mayo Clinic* redactada en inglés. Contenía una invitación para participar en un acto conmemorativo de homenaje a antiguos médicos residentes en cuyo transcurso se celebraría un simposio sobre novedades en Cirugía y Medicina. Me sugerían que mi participación consistiera en la presentación de nuestra experiencia en el tratamiento de las *Infecciones necrotizantes de partes blandas* con cámara hiperbárica. Como es habitual en instituciones de esta categoría, la invitación se limitaba a la participación, pero todos los gastos deberían correr a mi cargo. No podía rechazarlo, pensé, pues difícilmente volvería a tener otra oportunidad como ésta en el futuro. Era un gran compromiso, que podía entrañar una trampa, o un examen y, en caso de no superarlo, pagaría caro el atrevimiento. Podía ser un éxito; pero también el mayor ridículo de mi vida. Creo poder afirmar que nunca he sido un cobarde.

No obstante, la presentación y defensa de nuestro trabajo no era lo que más me preocupaba. Los argumentos eran claros y ya había aprendido de qué forma hay que hablar a los médicos hospitalarios en centros de alto nivel. Lo que realmente no sabía cómo resolver era la incómoda situación de encontrarme con médicos conocidos de tan alto nivel académico, los de mayor nivel del país, a los cuales no me atrevía a compararme ni tan solo a mirarles a la cara. De forma muy especial, tenía auténtico terror de encontrarme con el Jefe de servicio de Cirugía del *Hospital de la Cruz Roja*, el *Dr. Manuel Galofré* que merece un comentario aparte.

Era una persona rodeada de un altísimo prestigio personal. Era adorado, o quizás sería más exacto decir idolatrado, por los demás cirujanos del *Hospital*. Era envidiado por los otros. Y criticado por muchos más. Se contaban de él grandes hazañas, pero también críticas mordaces debido al alto pedestal en que estaba situado. No era suficiente que tuviera amistad profesional y personal con el *Rey de España*, y que fuera uno de los médicos cuya presencia fue reclamada cuando su majestad el *Rey Juan Carlos* sufrió un grave accidente en una estación de esquí en *Suiza*. A otros les irritaba todavía más su gran elegancia, sus exquisitos modales, su cortesía, y su gran habilidad para encontrar siempre las palabras adecuadas. A los cirujanos de otros centros les molestaba saber que había hecho toda su formación en la *Clínica Mayo* y que alcanzó el galardón de ser el mejor residente –es decir el número uno– de los *Estados Unidos*. Mis contactos con él habían sido fugaces, pero no nulos. En un par de ocasiones fui consultado sobre la posibilidad de aplicar tratamiento hiperbárico a enfermos que habían sufrido un embolismo gaseoso postquirúrgico. En otra ocasión, un accidente de buceo muy grave ocurrido en un buceador de gran profundidad, forzó un encuentro para decidir la estrategia a seguir en ese caso en que se habían producido perforaciones viscerales. Pero debo aclarar que todos estos fugaces contactos se entablaron con la mayor naturalidad. El *Dr. Galofré* impresionaba, efectivamente, por su seguridad, su elegancia, su entereza, y su erudición, pero todo ello estaba justificado por sus altos conocimientos, y en ningún momento se me ocurrió pensar que fuera una persona presumida o altanera. En realidad, todo lo contrario, eran mucho más inalcanzables algunos de sus jóvenes colaboradores que, en realidad, no le llegaban a la suela de su zapato. Pero en nuestro caso, todo podía quedar enmascarado por la visión de un prestigioso Jefe de servicio hacia el más modesto de los médicos del hospital. Era imprevisible cuál sería su relación cuando se encontrara a ese petimetre en la misma reunión a la cual ambos habíamos sido invitados.

El viaje a *Scottsdale* no era otro viaje más a *América*. No teníamos todavía vuelos transatlánticos directos desde Barcelona, por tanto era necesario desplazarse a cualquier capital europea, *Madrid*, *París*, o *Londres*, y desde allí hacer el salto al *Atlántico* hasta una de los grandes aeropuertos de los *Estados Unidos*. Y al final de ese fatigoso trayecto, tomar otro avión hasta esa pequeña localidad del estado de *Arizona*, muy cerca de la costa Oeste. Agotador. Pero de descripción irrelevante.

La sesión comenzaría a las ocho de la mañana del día siguiente, y se trataba de ser puntuales. La organización nos recogería en el hotel a las siete de la mañana. Procuré pasar desapercibido durante el desayuno para evitar un contacto con la persona que más me atemorizaba. Creí haberlo conseguido en ese primer paso, pero el encuentro era inevitable. Esperando el microbús que nos llevaría hasta *Mayo Clinic* en el vestíbulo del Hotel, con una mezcla de sorpresa y un poco de alivio, vi caras conocidas. El *Dr. Guillermo Raspall*, un prestigioso cirujano maxilofacial a quien conocía bien desde muchos años antes, y que me garantizaba una opinión benevolente, puesto que fue uno de los primeros médicos en enviarnos enfermos para recibir tratamiento con *Oxigenoterapia hiperbárica* para infecciones recalcitrantes de la mandíbula. A su lado reconocí a tres de los eminentes cirujanos con los que tuve la inesperada oportunidad de compartir mesa durante la ceremonia de clausura de curso de la *Academia de Ciencias Médicas*. El denominador común de todos ellos fue la sorpresa al verme en ese sitio tan elitista. Y al cabo de unos minutos ocurrió lo inevitable. El *Dr. Galofré* me miró con evidente sorpresa y me preguntó sin disimulo:

- ¿Cómo es que ha sido usted invitado a esta reunión? ¿Es usted un antiguo alumno de la *Clínica Mayo*?

- No doctor, y me siento un poco avergonzado. Ha sido una cortesía del *Dr. Magriñá* invitarme a presentar nuestra experiencia.

Ninguna palabra más. Sólo asintió con la cabeza. Pocas veces en la vida he sentido tanta vergüenza.

El microbús era demasiado pequeño y algunos de nosotros hubimos de esperar a los taxis que nos llevarían a *Mayo Clinic*. Y otra terrible casualidad me hizo compartir automóvil con el *Dr. Galofré* que, en uso de su eterna cortesía, siempre cedía el paso a los demás. En el trayecto reinició la conversación

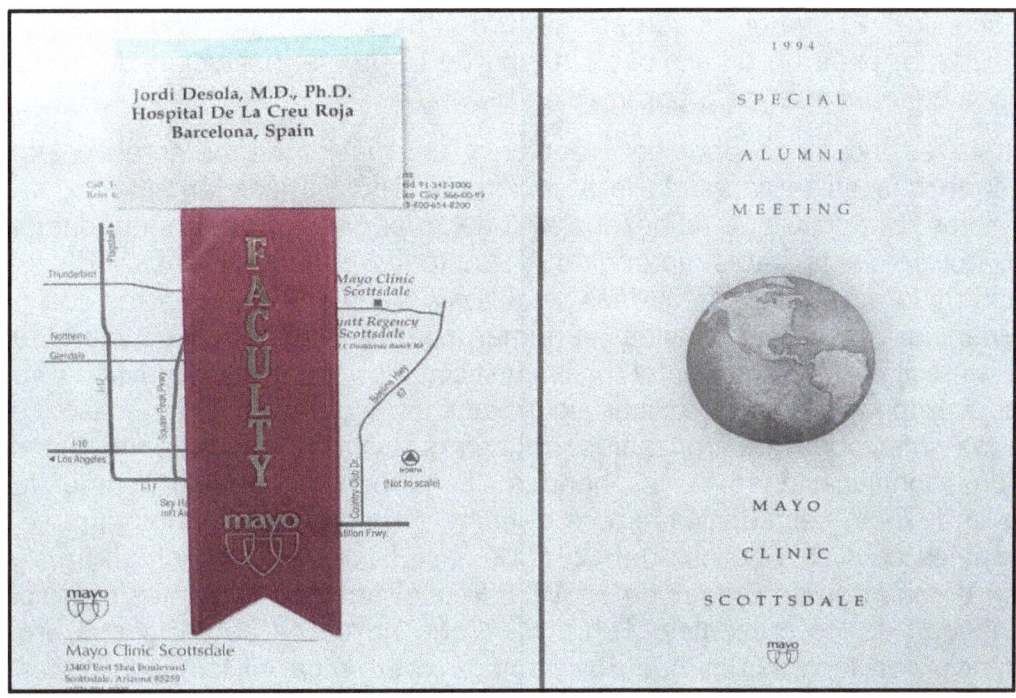

Programa de la reunión extraordinaria de antiguos alumnos de la Clínica Mayo, en su centro de Scottsdale en 1995, con detalle de la participación del autor como ponente.

- Usted deberá hablar sobre la cámara hiperbárica, imagino.

- Si doctor. Pero más que hablar de la cámara, lo que haré será hablar del tratamiento de la *Gangrena gaseosa* con la cámara hiperbárica.

- Nosotros le hemos enviado enfermos y hemos intervenido en otros que habían sido enviados de otros hospitales, y los resultados han sido muy buenos. ¿Verdad?.

- Si doctor, tenemos actualmente una experiencia de más de 80 casos de *Gangrena gaseosa*, y los resultados son excelentes en la mayoría de ellos.

- Pues esto es conveniente que sea conocido, porque la mayoría de estas personas no tienen idea de la cámara hiperbárica.

- Efectivamente, así es.

Respiré hondo. El chofer se dio cuenta y me hizo un comentario que no entendí. Empecé a imaginar que el *Dr. Galofré* no sería mi principal enemigo.

Llegamos a la clínica, nos acompañaron a una breve visita por las principales instalaciones, y terminamos en un magnífico auditorio dotado de los mejores medios audiovisuales. Nos entregaron el programa. De nuevo se me heló la sangre. Me tocaba hablar el primero de todos, sólo precedido por las palabras inaugurales del director. Dicho de esta forma, y aplicando nuestros criterios, parecería un honor inmerecido que me concedieran la palabra en primer lugar. Pero pronto me di cuenta de que era exactamente al contrario. La confección del programa no se había realizado por orden de temas sino por orden inverso de escalafón. El primer conferenciante era el más pardillo de todos. El último, por la tarde, sería un prestigioso cirujano de la propia institución. Al revés de como suelen hacerse los programas en Europa.

Siempre es incómodo abrir una reunión y pronunciar las primeras palabras, sabiendo que estas captando la atención de todos, absolutamente todos los asistentes. Supongo que mi nerviosismo debió ser evidente. Afortunadamente, esta lección ya la había aprendido, y en todas mis conferencias de cierto compromiso aplico unos pequeños truquitos aprendidos de oradores con gran experiencia. Se trata de emplear el primer minuto hablando de cualquier tema que no exija esfuerzo mental ni lingüístico. Por ejemplo, aprovechar para agradecer la invitación, o explicar alguna anécdota del viaje. En mi caso, como que las *Infecciones necrotizantes de partes blandas* son una de las más temidas complicaciones de las heridas de guerra, proyecté en primer lugar unas imágenes y estadísticas sobre el número de casos ocurridos durante los principales conflictos bélicos del siglo XX. Incluí también una fotografía aérea de un bombardeo de Barcelona en 1938 la cual provocó evidentes reacciones en muchos de los presentes. Tenía claro que no debía aburrir a esa erudita audiencia con tecnicismos sobre la cámara hiperbárica, ni tampoco pretender explicarles en qué consiste una infección necrotizante. Lo primero lo ignoraban por completo y les interesaría poco. Lo segundo lo sabían mucho mejor que yo. Era imprescindible explicar los fundamentos del tratamiento hiperbárico, y si esto quedaba claro la comprensión de todo lo que seguiría sería mucho más fácil. Se trataba de evitar el mito de que "*la cámara hiperbárica cura la Gangrena gaseosa*" dejando claro en su lugar que el tratamiento de esta grave enfermedad debe abordarse con la actuación combinada de muchos servicios hospitalarios. El título de mi conferencia era "*An Interdisciplinary Approach to the Combined Treatment of Soft Tissue Necrotising Infections*"[1]. Me entretuve en los criterios de diagnóstico, en la necesidad del aislamiento sin incurrir en actuaciones excesivamente restrictivas además de innecesarias, recalqué la necesidad de una acción coordinada del Servicio de urgencias, la Unidad de cuidados intensivos, el Departamento de Medicina interna y, si se dispone de ello, de una Unidad de Terapéutica hiperbárica, como principal forma de conseguir un resultado satisfactorio. Ninguno de ellos por sí solo conseguiría frenar la trágica cadena de esta terrible enfermedad.

---

[1] Aproximación multidisciplinaria al tratamiento combinado de las Infecciones necrotizantes de partes blandas.

Con temor puesto que el auditorio estaba dominado por cirujanos, insistí en la necesidad de evitar amputaciones precipitadas que recordaban el desgraciado refrán de que "*muerto el perro se acaba la rabia*" e ilustré esta afirmación con una frase aprendida de un manual americano de técnica quirúrgica en infecciones graves : "*En caso de Gangrena gaseosa, cualquier cirujano puede amputar una pierna, pero es necesario ser un gran cirujano para conservarla*". Esta misma sentencia podría provocar reacciones de rechazo y de hostilidad en las Sesiones clínicas de algunos centros quirúrgicos. Miré fijamente al *Dr. Galofré* mientras la leía proyectada sobre la pantalla de la derecha mientras en la izquierda aparecía una fotografía con un claro ejemplo de un desbridamiento excesivamente agresivo, en que se podía aplicar otra conocida frase sarcástica de que "*la operación ha sido un éxito pero el paciente no la ha resistido*". Mi mayor satisfacción fue observar los gestos afirmativos del *Dr. Galofré* junto con expresiones complacientes que sin duda correspondían a su apreciación y aquiescencia con la observación. El tiempo transcurrió rápido y utilicé estrictamente los 30 minutos que me habían concedido hasta dar por concluida mi presentación liberándome de toneladas de peso y de angustia.

El coloquio fue vivo. Nadie puso en duda ninguna de mis observaciones sobre la estrategia en el tratamiento combinado y multidisciplinario de esta enfermedad. Todas las preguntas iban dirigidas a la forma correcta de utilizar una cámara hiperbárica. Los aplausos son habituales al final de todas las presentaciones y, por tanto, no tiene ninguna utilidad alardear de ellos. Mucho más importante son los comentarios espontáneos de los asistentes durante las pausas de café. Y si en los días siguientes, en los hallazgos casuales, los asistentes siguen haciendo preguntas, o formulando comentarios, se tiene la prueba más fidedigna de que se ha alcanzado el objetivo. El *Dr. Galofré* fue parco en comentarios, pero su satisfacción era evidente. Hizo comentarios elogiosos y me felicitó por una presentación "excelente" según fueron sus estrictas palabras. Nunca podré estarle más agradecido.

Siguieron aportaciones sobre técnicas quirúrgicas, para mí sorprendentes, en enfermos increíblemente complejos. Dos de los ponentes, en la misma línea de exaltación de la autocrítica, presentaron breves comunicaciones exponiendo el fracaso de algunas técnicas quirúrgicas a partir de lo cual, se podrían adoptar valiosas conclusiones para evitar esos errores. Excelente.

Terminamos a la hora habitual de las reuniones de los Estados Unidos, las tres de la tarde, con media jordana disponible para otras actividades. Procuré retirarme lo antes posible y desaparecer discretamente para evitar comentarios o situaciones incómodas. Regresé al Hotel, esta vez dentro del microbús y me entregué a un corto descanso y meditación de la reciente experiencia. Por la ventana, se veía una magnífica piscina rodeada de plantas tropicales, lo cual no dejaba de sorprender en una ciudad levantada en mitad del *Desierto de Arizona*, pero ya sabemos que la tecnología hace milagros. Decidí bajar a la piscina. No suelo hacerlo, pero supongo que el destino, la Providencia, o el azar –escojan ustedes la opción más adecuada a sus principios– me proporcionó otra valiosa experiencia. Me bañé, nadé un poco, y abandoné la piscina por un lugar diferente de la escalerilla por la cual había entrado. Salí del agua, y lo primero que vi fue al *Dr. Galofré*, en traje de baño, sentado en una hamaca. En cuanto me vio, me hizo una seña y dijo :

- Siéntate aquí, Jordi vamos hablar un poco.

Me tuteaba por primera vez. Me senté en una hamaca a su lado, y correspondí, complacido, a un montón de preguntas sobre mi formación mis orígenes, como había llegado al hospital, cómo funcionaba nuestro departamento y cuáles eran mis objetivos. Me pidió que le tutease, cosa que no me fue fácil. Luego se deshizo en elogios y afirmó que mi conferencia había sido muy convincente y que era necesario que llegase al alcance de más personas, puesto que "*casi nadie sabe nada de la cámara hiperbárica, y mucho menos conocen estos argumentos que acabas de exponer*". La conversación fue larga. Al final de todo, me ofreció la posibilidad de repetir mi presentación en la sesión mensual de la *Sociedad catalana de Cirugía*, en la *Academia de Ciencias Médicas de Catalunya y de Baleares*, en la sesión del mes de febrero, en la cual ellos tenían un espacio reservado. Insistió en que me cedía gustoso esta oportunidad y que la *Sociedad catalana de Cirugía* era un marco excelente para dar a conocer nuestros resultados. Es fácil imaginar mi entusiasmo puesto que decir satisfacción, sería una expresión demasiado parca.

Permanecimos dos días más en *Scottsdale*, visitando departamentos de *Mayo Clinic* con más detalle y teniendo la oportunidad de departir con sus responsables. Aprendí muchas cosas, no sólo de Cirugía, sino de Medicina interna y de organización hospitalaria. Lamentablemente y como suele ocurrir –en aquella época muchísimo más que ahora– todos estos conocimientos eran de aplicación imposible en nuestro medio. Nosotros estábamos a muchos años de distancia y no podíamos ni tan sólo planificar un sistema organizativo parecido. En el área de consultorios de asistencia primaria –una de mis actividades en Barcelona– el recuerdo alucinante e imborrable fue observar cómo el médico asistencial que atendía a los pacientes ambulatorios, tenía a su alrededor un equipo de unos 30 o 40 colaboradores que hacían las tareas rutinarias de rellenar impresos, escribir recetas, formular peticiones de laboratorio, y otras actividades para las cuales no es necesario ser un Licenciado en Medicina. Este es –a mi criterio– el mayor error de las autoridades sanitarias en nuestro país. Es una monstruosidad, y un imperdonable derroche de tiempo y de recursos, tener un profesional de la Medicina ocupando el 90% de su tiempo en rellenar papeles, abrir y cerrar puertas, y perder lastimosamente un tiempo que debería estar dedicando a la atención de los enfermos, lo cual debería ser su cometido principal.

El agotador viaje de retorno tuvo la ventaja añadida de permitirme reflexionar sobre las experiencias vividas en esos escasos días y formular planes de futuro que a toda costa debería intentar llevar a cabo.

Mis contactos con el *Dr. Galofré* siguieron siendo excelentes, y de una cordialidad extraordinaria, en los años futuros. Siempre he admirado su exquisita educación, su elegancia predominante, y su absoluta ausencia de presunción que podría ser excusada en una persona de su categoría. Pero no era necesario, pues su trato fue siempre amable, tolerante, y comprensivo. Ya sabemos que la envidia es una de las más profundas y enraizadas tradiciones españolas, y no tolera que algunas personas posean esas cualidades. Tenemos múltiples ejemplos en todos los ámbitos.

En la fecha prefijada, aproveché la agradable oportunidad de presentar nuestro trabajo en la *Sociedad Catalana de Cirugía*, sobre abordaje multidisciplinario de las *Infecciones necrotizantes de partes blandas*. Era un Foro con la flor y nata de los mejores cirujanos de Catalunya, con ciertas suspicacias de que un médico no cirujano protagonizara la sesión. Unas semanas más tarde, recibí una carta del secretario de la *Sociedad catalana de Cirugía* notificando que nuestro trabajo había sido seleccionado para optar al *Premio Manuel Corachan* que la sociedad concede al mejor trabajo presentado a lo largo del curso académico. Nueva sorpresa, y nuevo compromiso. Algunos rivales, candidatos al mismo premio, no dudaron en utilizar armas poco ortodoxas. Unos argumentaron que este premio sólo podía concederse a cirujanos y por tanto yo debía estar excluido. Argumenté que, si bien no soy cirujano, había tenido una orientación quirúrgica en mis primeros años de postgraduado y, lo más importante, soy miembro de la *Sociedad catalana de Cirugía* desde 1970. También dijeron que el trabajo no era original puesto

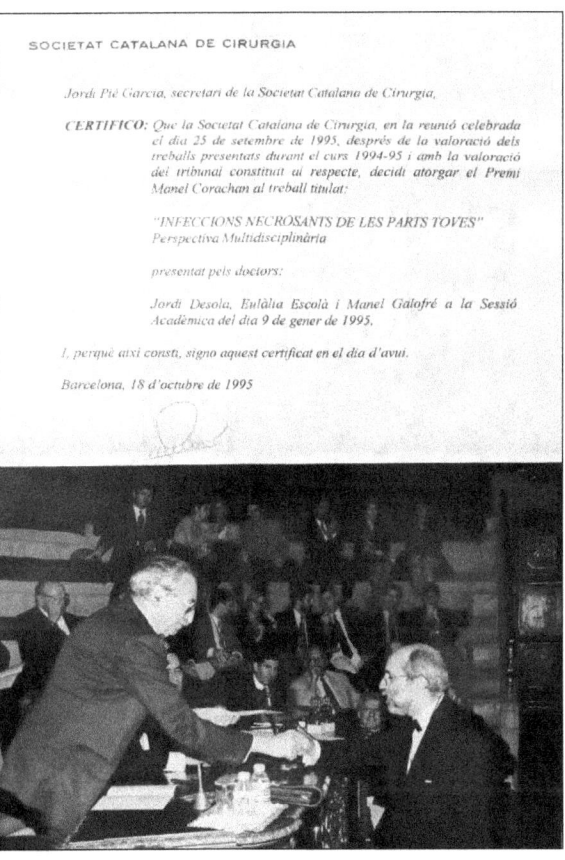

Notificación de la Sociedad Catalana de Cirugía de la otorgación del Premio Manuel Corachan 1995 al trabajo titulado "Infecciones necrotizantes de partes blandas : Perspectiva multidisciplinaria". Entrega de la Distinción por el Presidente de la Real Academia de Medicina, Prof. J.Laporte.

que ya había sido presentado unos meses antes en *Estados Unidos*. La Junta directiva argumentó que el estudio no había sido publicado en ninguna revista y por tanto era inédito, además de que la mitad de los trabajos presentados no sólo en ese curso sino en todos los anteriores, habían sido expuestos antes en congresos internacionales.

En el momento de escribir estas notas, incluso ahora me cuesta un esfuerzo superar mi propia incredulidad. En la sesión extraordinaria del 18 de octubre de 1995, la junta directiva de la *Sociedad catalana de Cirugía* otorgó el *Premio Manuel Corachan* al trabajo titulado "*Infecciones necrotizantes de partes blandas: Perspectiva multidisciplinaria*" del que éramos coautores el *Dr. Manuel Galofré*, la *Dra. Eulalia Escolà*, del departamento de *Cirugía ortopédica y Traumatología del Hospital de la Cruz Roja*, y un servidor de ustedes. La entrega de premios, tuvo lugar en el Teatro anatómico *Gimbernat* –originario del siglo XVIII– de la *Real Academia de Medicina de Catalunya*. Hizo entrega

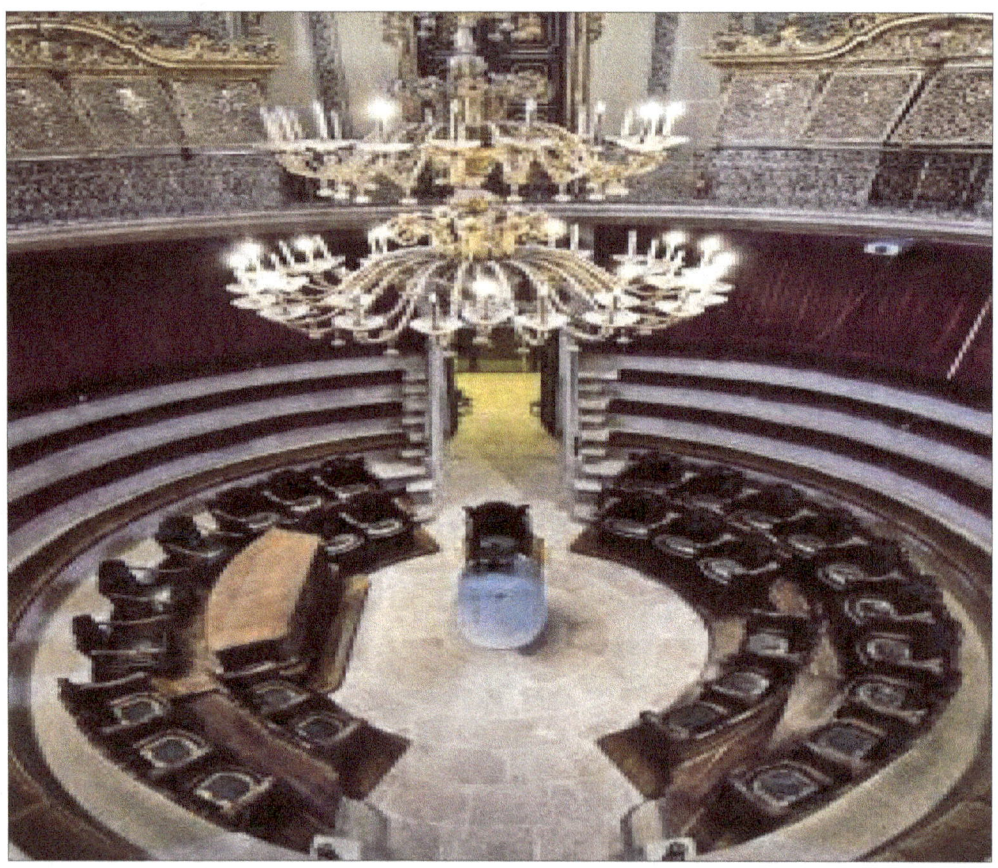

Vista parcial del Teatro anatómico Gimbernat, construido en el Siglo XVIII, sede actual de la Real Academia de Medicina de Catalunya.

del Diploma el Presidente de la Real Academia, el Prof. *Josep Laporte i Salas*, *Catedrático emérito de Farmacología clínica*, y ex-rector de la *Universidad Autónoma de Barcelona*, que había sido también *Conseller de Salut i Seguretat Social de la Generalitat de Catalunya*, y luego de *Ensenyament* (Educación). Compartí atril con el Prof. *Barraquer*, Director del Centro oftalmológico que lleva su nombre, que recibía en el mismo acto la nominación de *Miembro de Honor* de la Sociedad.

Al cabo de un tiempo, nuestro trabajo fue objeto de otra publicación en la Revista Medicina Clínica, la de mayor difusión mundial en lengua española.

Esta vez no fue una simple comunicación de casos sino que se incluyó en la sección REVISIONES reservada a temas de actualización y repaso sobre temas importantes seleccionados por un riguroso Comité de Redacción.

REVISIONES

Infecciones necrosantes de partes blandas. Perspectiva multidisciplinaria

Jordi Desola³, Eulàlia Escolà³ y Manuel Galofré

³CRIS Unitat de Terapéutica Hiperbárica. Servicios de ¹Cirugía Ortopédica y Traumatológica y ²Cirugía General y Digestiva. Hospital de la Creu Roja. Barcelona

Las infecciones necrosantes de partes blandas (INPB) son una de las peores complicaciones de las heridas de guerra. En la práctica civil no es frecuente observarlas, pero tampoco es excepcional su desarrollo después de aparatosos traumatismos o como secuela séptica de determinadas intervenciones quirúrgicas. No es del todo infrecuente la aparición espontánea de estas lesiones, propagadas principalmente desde la cavidad abdominal, en enfermos inmunodeprimidos y/o con malas condiciones generales.

Clasificación, fisiopatología y diagnóstico

Existen varias clasificaciones de las INPB en función de diferentes criterios, pero ninguna es definitiva, pues la variedad de factores hace difícil la tipificación. La más generalmente aceptada es también la más simple, y establece cuatro grandes grupos: mionecrosis tóxica, miositis localizada, celulitis anaeróbica y fascitis necrosante. Algunas de las formas clínicas más conocidas (gangrena sinergística, úlceras de Meleney y gangrena de Fournier) son en realidad variedades de esas cuatro formas clásicas, atendiendo a criterios diferentes. La mionecrosis clostridial tóxica (MCT) es la más temida de todas ellas, y corresponde al conocido concepto de gangrena gaseosa (GG), actualmente en desuso.

Se trata de una infección de partes blandas, que reúne las siguientes características:

1. Aspecto característico. Coloración típica de la piel de un tono magenta-azulado. Debe diferenciarse del color equimótico de otras heridas y traumatismos. La zona afectada se expande con rapidez y es frecuente la aparición de flictenas.
2. Necrosis muscular. La apertura de cavidades, compartimientos y muñones de amputación descubre la existencia de músculo necrótico, muchas veces en extensión superior a lo que permitiría suponer la lesión cutánea. Su extensión es rápida y la destrucción tisular puede ser masiva en pocas horas. A pesar de ello, esta rápida progresión no implica forzosamente un curso letal.
3. Olor característico. Se trata de un típico hedor agridulce, distinto por completo del putrido de otras afecciones necrosantes o del fétido propio de enterobacteriáceas y contaminación fecal. Es fácilmente reconocible e identificable cuando se conoce.

4. Infiltración gaseosa intramuscular. Muchos gérmenes anaerobios estrictos, u otros facultativos, producen gas fermentativo. En la MCT, el gas se introduce en el interior de la fibra muscular y diseca no sólo grupos, sino incluso fibras musculares. No es tan abundante ni tan espectacular como en la celulitis anaeróbica y se descubre como una fina crepitación a la palpación profunda de la zona. Las radiografías de la zona afectada descubren finas imágenes gaseosas infiltrantes.
5. Bacteriología significativa. Por definición, la MCT es producida por un germen anaerobio esporulado del género *Clostridium*, del cual la especie *perfringens* es la que se identifica con mayor frecuencia. Sin embargo, su hallazgo no es patognomónico, pues *Clostridium perfringens* es un contaminante habitual de todo tipo de heridas sin que desarrolle su capacidad patógena hasta que se den las condiciones necesarias para ello. Por el contrario, con frecuencia las muestras obtenidas de los enfermos ya curados que habían desarrollado un cuadro de MCT continúan siendo positivas durante cierto tiempo, a pesar de que la enfermedad se halle en fase de resolución. El hallazgo de *Clostridium perfringens* en los frotis de heridas, e incluso en los hemocultivos, no tiene en sí mismo valor diagnóstico si no se trata de un cultivo monoespecie puro y dentro del contexto clínico de la MCT.

Se trata de un germen de gran virulencia del que existen varios tipos. Todos ellos segregan hasta 20 tipos diferentes de toxinas, doce de las cuales tienen un gran poder destructivo. Especialmente, la toxina alfa es una lecitinasa y posee, además de una acelerada capacidad necrosante, un importante poder hemolítico capaz de fulminantes destrucciones eritrocitarias en muy poco tiempo. La muerte del enfermo suele producirse por esta causa, muy a menudo en las primeras 24 h.
6. Alteración típica del sensorio. Algunos autores consideran característico el delirio y la confusión que suelen presentar estos enfermos.

Otros síntomas más inespecíficos, o secundarios, se observan también con frecuencia en estas infecciones, si bien deben valorarse en el contexto de otras enfermedades o trastornos coincidentes. Entre ellos, cabe destacar el dolor local intenso, la hiperbilirrubinemia indirecta, especialmente si aumenta en el curso de pocas horas e incluso minutos sugiriendo un proceso hemolítico, y el estado de shock que será inevitable en todos los casos no tratados con celeridad.

El diagnóstico debe basarse en la observación de los síntomas expuestos, de los cuales la presencia de necrosis muscular es imprescindible para aceptar el diagnóstico, junto a como mínimo cuatro más de los síntomas principales, o bien tres principales y dos secundarios. Sólo en estos casos aceptaremos el diagnóstico de MCT sin requerir para ello, de forma imprescindible, la confirmación microbiológica, por las razones ya expuestas.

Los aspectos principales de esta revisión fueron presentados en sesión extraordinaria en Mayo Clinic Scottsdale (EE.UU.) el 17 de octubre de 1994. Posteriormente fue presentada, en versión catalana, el 16 de enero de 1996 en sesión ordinaria de la Societat Catalana de Cirurgia.

Correspondencia: Dr. J. Desola.
CRIS Unitat de Terapéutica Hiperbárica. Hospital de la Creu Roja.
Dos de Maig, 301. 08025 Barcelona.
E-mail: cris@comb.es

Manuscrito aceptado para su publicación el 10-3-1997.

Med Clin (Barc) 1998; 110: 431-436.

431

Página inicial del artículo titulado "Enfermedades necrotizantes de partes blandas. Perspectiva Multidisciplinaria." publicado en 1998 en la revista Medicina Clínica.

En aquella época, *Mayo Clinic* no tenía centro de Medicina hiperbárica. A comienzos del siglo XXI, adquirieron su primera cámara hiperbárica monoplaza y participan desde entonces de forma activa en los congresos de la sociedad norteamericana *Undersea & Hyperbaric Medical Society* (UHMS). No ofrecen cobertura de 24 horas todos los días del año ni atienden enfermos en estado crítico. Este centro no es, ni mucho menos, el más importante de los Estados Unidos por lo que respecta a Medicina hiperbárica. No han querido involucrarse en otra HISTORIA DE ALTA PRESION como la nuestra y muchos de nuestros colegas.

MORALEJAS DE ESTE CAPITULO :

— Reconocer los errores es de sabio. Ocultarlos es de necio.
— Es difícil ser un gran médico sin ser una gran persona.
— Todos nos equivocamos. Los médicos, por supuesto también. Pero muchos son sancionados por ello. Casi nunca ocurre lo mismo en otras profesiones.
— La diferencia de los grandes Hospitales americanos y los nuestros no estriba en la tecnología sino en la actitud de las personas que trabajan en ellos.
— Quien afirma que "*La cámara hiperbárica cura la Gangrena gaseosa*" manifiesta su ignorancia sobre las Infecciones necrotizantes de partes blandas.
— Las INPB necesitan de forma ineludible un abordaje mutidisciplinario.
— Como en la célebre obra de Lope de Vega :
  - *¿Quién mató al Comendador? – ¡Fuenteovejuna, Señor!*
  - *¿Quién curó la Gangrena gaseosa? – ¡Todo el Hospital, Doctor!*

LECTURAS RECOMENDADAS :

— Desola Alà J, Escalante Montero JF, Escalas Llimona F, et al. Eficacia de la oxigenoterapia hiperbárica en cámara multiplaza en el tratamiento de la mionecrosis gangrenosa. Med Clin (Barc) 1981; 76(6):281-2.
— Desola J, Escolà E, Moreno E, Muñoz MA., Sánchez U, Murillo F. Tratamiento combinado de la gangrena gaseosa con oxigenoterapia hiperbárica, cirugía y antibióticos. Estudio colaborativo multicéntrico. Med Clin (Barc) 1990; 94(17):641-50.
— Desola J, Escolà E, Galofré M. Infecciones necrotizantes de partes blandas. Perspectiva multidisciplinaria. Med Clin (Barc) 1998; 110(11):431-6.

13 de noviembre de 2017
(Revisado por última vez el miércoles, 13 de diciembre de 2023)

LAS SEGUNDAS PARTES HAN SER MEJORES

Reunión conjunta EUBS+ICHM en Barcelona – 2005

Con la perspectiva del tiempo y la experiencia, al recordar la organización del IX Congreso de la *European Undersea & Baromedical Society* (**EUBS**) el año 1983 en Barcelona, hemos de aceptar que fue una decisión arriesgada y, en buena parte, se podría considerar como una insensatez o imprudencia. Es obvio que no estábamos preparados para acometer una actividad de esta envergadura. Es igualmente obvio que nuestro entusiasmo, el soporte institucional importante, y la ayuda de muchas personas, lograron llevar adelante ese difícil reto organizativo, que tuvo como resultado un Congreso modesto, pero muy atractivo y que fue excelentemente valorado por la gran mayoría de los asistentes.

No es falsa modestia. Durante años los contactos esporádicos con distinguidas personalidades de la institución titular y, más adelante, nuestros encuentros repetitivos en eventos que se siguieron organizando en los años siguientes, con frecuencia utilizaban como referencia cualitativa la comparación con el Congreso de Barcelona que había satisfecho a casi todo el mundo.

Seis años más tarde, en 1989, la EUBSS tuvo su primer Congreso fuera del continente europeo. Por razones no políticas, algunos países asiáticos o africanos están afiliados a instituciones europeas por su mayor afinidad comercial, científica, o cultural que las de su entorno geográfico más próximo. Los más claros ejemplos son Turquía, Egipto, e Israel. La concurrencia de países más lejanos, como Australia o Nueva Zelanda, es también habitual.

En 1989 la sede del Congreso de la EUBS fue la población de Eilat en el extremo meridional de Israel, que es al mismo tiempo la parte más alta del Mar rojo. Ya sabemos que es una potencia hiperbárica y una de las primeras sedes mundiales de investigación en neurociencia. La combinación de estos atractivos científicos, con su demostrada y reconocida capacidad organizativa, dotó a esta iniciativa como nuevo punto de referencia. Haciendo gala a su condición de "*el país de los cuatro mares*"[1], los colegas israelitas supieron combinar de forma excelente un Congreso de altísimo nivel científico con una oferta recreativa excepcional a las puertas del Mar rojo, uno de los más atractivos destinos del turismo subacuático,

Los Congresos de la EUBS en la década de los 90 del siglo XX siguieron su tónica de alta calidad e indiscutible atractivo científico, aunque ninguno de ellos

---

[1] Mar Mediterráneo, Mar de Galilea (o de Tiberíades), Mar muerto, y Mar rojo.

constituyó un hito que deba ser recordado. Barcelona había conseguido en 1983 la organización del mejor programa científico. En la combinación de ambas alternativas, Eilat se convirtió desde 1989 en la referencia del mejor Congreso organizado hasta entonces.

A final de los años 90, es decir en las postrimerías del siglo XX, nuestro proyecto de apertura de un nuevo centro hiperbárico con una cámara hiperbárica de mayores dimensiones pero, además y sobre todo, no sólo de mayor tamaño sino de prestaciones técnicas y terapéuticas mucho más avanzadas, comenzaba a hacerse realidad. Ya no era un sueño inalcanzable, sino que esperábamos obtenerlo a corto plazo. Estuvimos protagonizando una nueva HISTORIA DE ALTA PRESIÓN que se desarrolló con mayor lentitud de lo esperado y que no se hizo realidad hasta la segunda década del siglo XXI.

En el año 1999, pensábamos que nuestro proyecto se desarrollaría en los primeros años del nuevo siglo. Fue el momento de plantearse la organización de un nuevo evento internacional de mucha importancia dentro de las celebraciones que llevaríamos a cabo con motivo de la apertura de nuestro nuevo centro. En la asamblea anual del año 2000 presentamos nuestro proyecto de organización de un nuevo Congreso en Barcelona para el año 2005. Cinco años es un término prudente para hacer frente a un reto de tan alto nivel y superarlo de forma satisfactoria. En nuestro caso, convertimos en el paradigma de nuestro esfuerzo rechazar el dicho popular de que "*nunca segundas partes fueron buenas*" y sustituirlo por "*las segundas partes serán mejores que la primera*". Es decir, debíamos ofrecer a nuestros colegas europeos un Congreso aún mejor que el de 1983, e incluso más atractivo que la difícilmente alcanzable meta de nuestros colegas israelitas en Eilat.

Me complace en gran medida recordar, y reafirmar, que desde el principio tuvimos el apoyo incondicional de organizadores y congresistas. Todo el mundo estaba contento de tener una nueva excusa para desplazarse a Barcelona y participar en un Congreso internacional que, sin la menor duda, puesto que todos lo decían, sería de gran éxito. La satisfacción era escuchar esas palabras. El compromiso era hacer frente al reto, superarlo con creces y hacerlas realidad.

A los dos objetivos mencionados, añadimos un nuevo componente. El Congreso EUBS-2005 a celebrar en Barcelona sería una combinación de las palabras inglesas *Science*, *Culture*, and *Leisure*. Es decir, Ciencia, Cultura, y Entretenimiento o turismo[2]. Ese sería nuestro lema. Nadie podría superar esta triple oferta. Estábamos convencidos. Ahora sólo faltaba convencerles a ellos.

Nuestro reto consistía también en convertir nuestra reunión en un magno evento internacional. No solamente alojaríamos a la sociedad europea, sino que la reunión sería simultánea con el Congreso internacional de Medicina hiperbárica, el célebre *International Congress on Hyperbaric Medicine* (**ICHM**)

---

[2] Ocio podría ser la traducción más adecuada, pero ya sabemos que puede tener un sentido peyorativo.

instituido en 1963 por el Profesor *Boerema*, e incluso con la Reunión anual de la Sociedad norteamericana, la conocida *Undersea & Hyperbaric Medical Society* (UHMS) de la que yo había sido Vicepresidente en el período 1994-96. Había un precedente. En 1990, los colegas holandeses habían conseguido reunir las tres instituciones en Amsterdam, pero no se trató de un Congreso único, sino de la simultaneidad de tres eventos al mismo tiempo y en salas de conferencias contiguas. Los congresistas pudieron escoger a cuál de los tres asistían y, a su libre criterio, podían alternar las sesiones. Se produjeron diversas repeticiones y algunos temas idénticos, o casi idénticos, se expusieron tres veces en aulas separadas. Con los años, quedó claro que aquel esfuerzo no podemos decir que fuera un fracaso, pero de ninguna manera se puede afirmar que fuera un acierto. Fue un Congreso tedioso e incómodo. No lograron armonizar los objetivos diferentes de las tres sociedades, y fue imposible unificar las administraciones de cada una de ellas. No era un ejemplo a repetir.

Nosotros lo haríamos de otra forma y superaríamos el reto. No se trataría de tres reuniones distintas, ni tampoco de un Congreso que acoge a tres sociedades. Sería un único Congreso internacional cuya organización estaría propiciada por tres prestigiosas instituciones que aceptaban compartir sus actividades, y por encima de ellas las científicas como único y principal motor de todas. En nuestro caso, añadimos una cuarta dimensión. Celebraríamos también una reunión internacional Iberoamericana con objetivos científicos similares pero circunscritas a la utilización de una lengua hispana o lusitana. Es decir, los cuatro idiomas oficiales en España, más el portugués o brasileiro con sus variedades dialectales. Nuestro primer objetivo era transmitir esta filosofía a los comités ejecutivos de cada una de las Sociedades y colectivos. El segundo era convencerles de que era una buena idea. Dediquemos unos momentos analizar cada una de las opciones.

La **EUBS** vio con buenos ojos, desde el primer momento, tener una nueva reunión en Barcelona y no se opuso a la simultaneidad con las otras dos instituciones. Tampoco declaró su entusiasmo por esta iniciativa, de la cual el precedente de Amsterdam más bien habría de ser disuasivo. No obstante, no se oponían y nos daban carta blanca para seguir nuestra propia iniciativa, dejando muy claramente manifiesto que su única responsabilidad era la organización de la reunión europea. En caso de fracaso o de resultado insatisfactorio, seríamos sólo nosotros quienes deberíamos asumir las consecuencias. Lo escuchamos, lo entendimos, y lo aceptamos. Más bonito hubiera sido una respuesta entusiástica, pero mucho peor que se hubieran opuesto. Al reto inicial añadíamos un nuevo aliciente: demostrarles que era posible y que nosotros éramos capaces de conseguirlo.

Convencer al Comité ejecutivo en la asamblea permanente del International Congress no fue difícil. El **ICHM** organiza sus Congresos cada tres años, y cambia cada vez de continente. No como la EUBS cuyas sedes son inicialmente europeas y las reuniones anuales. Las candidaturas para organizar un ICHM, salvo razones de fuerza mayor, se presentan con seis años de antelación. En el primer Congreso se formula la propuesta que es analizada por el *Governor's Council* que actúa como Comité ejecutivo y se elige la más adecuada de las presentadas. En la siguiente reunión, tres años más tarde, se reafirma la elegida en la edición anterior que, por lo común, será ratificada. Sólo en dos ocasiones a lo largo de la historia una sede aprobada hubo de ser desestimada, por estado de guerra en un caso y grave epidemia del país anfitrión en el segundo.

En nuestro caso, el primer contacto pendiente de confirmación se realizó en la edición asiática del ICHM que tuvo lugar en la ciudad de *Kobe*, en Japón. Se aceptó la propuesta con gran satisfacción. En la siguiente edición, esta vez en el continente americano, en la ciudad de San Francisco, en mi condición de candidato electo debí pronunciar una conferencia cuyo objetivo era demostrarles que *"la cosa más importante que hayan podido hacer en su vida será asistir al Congreso ICHM en Barcelona."* Éste fue el argumento que utilicé, con un poco de sentido del humor, demostrando que nuestra cita combinaría un alto nivel científico, una oferta cultural

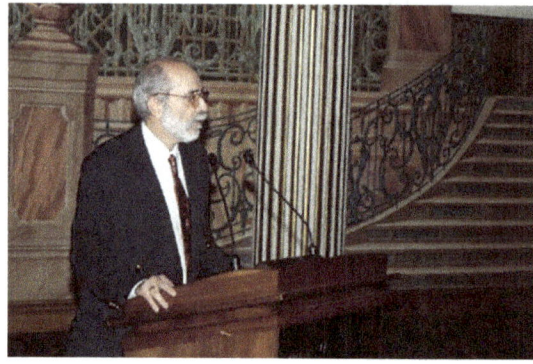

Ceremonia de Clausura del XIV International Congress on Hyperbaric Medicine, en San Francisco, EEUU, 2002. Discurso de presentación del 15º ICHM, a celebrar en Barcelona en 2005.

sobresaliente, y un atractivo programa de asueto, turismo, o vacaciones en los días inmediatos o posteriores al Congreso. Nuestra invitación fue ratificada por aclamación con entusiasmo.

Quedaba el hueso más duro de roer : convencer a los colegas norteamericanos de suscribir la oferta y, por cuarta vez en su historia, realizar su Congreso anual de 2005 de nuevo en Europa y esta vez en Barcelona.

La **UHMS** suele autodefinirse como una sociedad internacional. No obstante, ésa es una opinión discutible o, tal vez, errónea. La circunstancia de que el 25% de los miembros de la UHMS seamos extranjeros no implica que la sociedad, por esta razón, sea internacional. Lo que establecería esa condición sería la adopción de procedimientos y conceptos básicos mundiales. Por ejemplo, la utilización del sistema Decimal, o la aceptación de la *Convención internacional para la unificación de las Unidades de medida*, que los EEUU firmaron y teóricamente aceptaron a pesar de que siguen utilizando los Pies, las Yardas, los Acres, las Pulgadas, y las Libras. Sus estatutos todavía establecen que el Presidente debe ser norteamericano. El profesor *David Elliot* es el único europeo que ha alcanzado la posición de Presidente de la UHMS. Sus reuniones científicas son anuales, generalmente en el mes de junio, y rara vez abandonan el continente americano.

Otra diferencia esencial es que la EUBS, y también el ICHM, son entidades sin ánimo de lucro de forma que la organización de sus eventos no revierte en beneficio económico para sus organizadores. Exactamente al contrario, los comités ejecutivos de una y otra institución, procuran reducir al máximo el importe de las cuotas de inscripción. En mi condición de haber organizado dos Congresos EUBS en Barcelona, afirmo con plena rotundidad que incluso el Presidente de ambas instituciones abonó religiosamente su cuota de inscripción. Nadie estuvo exento de este requerimiento. Por el contrario, la UHMS obtiene su mayor fuente de ingresos en la organización de su reunión científica anual, que tiene lugar siempre en lugares de gran atractivo turístico, y cuyas cuotas son adecuadamente engrosadas para beneficio de los organizadores y soporte de su Secretaría estable. La UHMS es una sociedad intrínsecamente estadounidense, es decir de un solo país, que acepta gustosamente delegados extranjeros. Tiene sus reuniones habitualmente en el continente americano, con incursiones a sus estados más lejanos (Alaska, Hawaii) y países subalternos (Puerto Rico). No obstante, en tres ocasiones han realizado su Congreso en Europa; una vez en Atenas (1980) otra en Amsterdam (1990) y la tercera en Estocolmo (2000).

A pesar de todo, y sabiendo la dura labor que me esperaba, intenté convencerles de que programaran el año 2005 para compartir sede con las otras dos sociedades internacionales en Barcelona. Las reuniones se mantuvieron con la máxima cordialidad y directamente al más alto nivel; o sea, con su Presidente. Era, por tanto, inevitable negociar con tres personas diferentes. A diferencia de las otras dos instituciones que, aunque sean internacionales son más modestas económicamente, la UHMS tiene Secretaría estable y un ejecutivo profesional al frente, con dedicación exclusiva, que suele ocupar ese cargo durante largos períodos de tiempo, generalmente hasta su jubilación. Es fácil entender, que la opinión del Secretario ejecutivo puede ser más significativa que la del propio Presidente que se renueva cada dos años.

Mantuvimos los primeros contactos por correo electrónico, también algunas llamadas telefónicas, y largas conversaciones en sus reuniones anuales en Estados Unidos, por lo cual me consideré obligado a asistir a cada una de ellas. Parecían estar convencidos e ilusionados de tener un Congreso en España en el cual, además del atractivo científico garantizado, habría una oferta cultural (esto importa poco al americanito medio) y de turismo muy atractiva, esto sí, para las vacaciones de un ciudadano estadounidense.

Pero todo cambió a partir del año 2000. En el capítulo 36 (El Siniestro cartucho) de estas HISTORIAS DE ALTA PRESIÓN he explicado los acontecimientos que coincidieron con la celebración del XXVII Congreso EUBS en Hamburgo el 11 de septiembre de 2001. En el día del trágico y desgraciado atentado terrorista que además de destruir uno de los símbolos de la potencia norteamericana provocó varios millares de muertos. Lo peor de todo fue que al haber recibido tan duro correctivo en el seno de su ciudad más famosa y cosmopolita, a plena luz del día, y al mismo tiempo que en su institución militar más prestigiosa, mancilló el orgullo patrio del americano medio. Como también sabemos, despertó al mismo tiempo una extraordinaria prevención personal y colectiva a sufrir nuevos atentados y una superlativa proliferación de todo tipo de medidas de seguridad, incluso algunas que, a todas luces, nos han de parecer descabelladas. Nuestro ambicioso proyecto sufrió, *bajo la línea de flotación*, esas consecuencias directas que serían muy difíciles de soslayar.

En la reunión de Hamburgo, mantuve largas conversaciones con el Secretario ejecutivo y también con el Presidente de la UHMS. Ambos estaban plenamente decididos a apoyar el magno Congreso de Barcelona 2005. Pocas semanas después del retorno a su país, me notificaron su absoluta e inalterable decisión de vetar toda celebración de cualquier actividad científica o cultural fuera del territorio norteamericano. Esto ocurría cuatro años antes de la fecha estimada para la celebración de nuestro Congreso, pero abortó definitivamente toda posibilidad de contar con la simultánea aquiescencia de nuestros colegas de la UHMS. Al menos de forma oficial, porque precisamente ese año la participación de congresistas procedentes de los Estados Unidos fue más alta que nunca; pero, naturalmente, eso fue a título individual, no colectivo en representación ni en nombre de la UHMS.

Sin demora, nos pusimos manos a la obra en la organización de nuestro evento que tendría lugar cuatro años más tarde. Es un período de tiempo razonable; de ninguna manera excesivamente largo. Las diferentes estrategias comenzaban con la difusión del Congreso, diseñar un cartel y un logotipo atractivos, esbozar un programa científico provisional, y difundir de forma sutil pero convincente una información de buena calidad que debería llegar a todos los ámbitos de nuestra especialidad a lo largo de los siguientes años. No realizaríamos una campaña publicitaria intensa hasta que hubiera terminado la edición del Congreso anterior a la nuestra, es decir hasta octubre de 2004. En ese momento, todo el mundo ya debería estar informado, con antelación y detalle suficiente, de que la reunión del año 2005 tendría lugar en Barcelona y sería un macrocongreso.

En esta ocasión concertamos la ayuda de una empresa especializada en organización de Congresos, a cuyo cargo correría toda la parte administrativa, logística, y complementaria. Nuestra labor consistiría en facilitar a la agencia toda la información que necesitase, darles instrucciones sobre las líneas generales que habíamos estipulado, y ayudarnos a elaborar la parte científica del Congreso al completo, lo cual era enteramente de nuestra incumbencia.

La confección de un logotipo original y atractivo puede parecer difícil, pero en nuestro caso ya sabía que sería muy sencillo. Contacté, como en tantas otras ocasiones, con mi primo *Jaume*, un gran pintor que en otras épocas de su vida fue un prestigioso profesional del diseño gráfico aplicado a un sinfín de actividades. Le encargamos la elaboración de una imagen atractiva visual, e identificativa, que de una manera clara y descriptiva relacionase la ciudad de

Barcelona, con el mar, la actividad subacuática y a ser posible, aunque fuera remotamente, también con la Medicina. *Jaume* captó la idea de inmediato, como siempre. A los pocos días me enseñó un atractivo cuadro pintado al óleo con una ingeniosa y bella imagen basada en la silueta de nuestro celebérrimo Templo de la *Sagrada familia*, la gran obra todavía en construcción del genial arquitecto *Antoni Gaudí*, que en este caso estaba formada por un hábil juego de algas y especímenes acuáticos, sobre un fondo azul inconfundiblemente marino, salpicado de burbujas ascendentes de diferentes tamaños que el profesor Elliot habría calificado como *inestables*. No fue necesaria ninguna corrección pues la imagen era perfecta y adecuada para nuestros objetivos. La genialidad de mi primo *Jaume* quedó una vez más demostrada y acreditada.

El siguiente paso era digitalizarla, y a partir de esta imagen añadir informáticamente los logotipos, títulos, referencias, y todo lo necesario para poder confeccionar carteles, pegatinas, membretes, papel de carta y, cuando llegase el momento, identificativos personales de organizadores, participantes, asistentes, y todo lo que fuera necesario. Es decir, que cualquier persona que viese alguno de estos productos identificase de inmediato que se trataba del macrocongreso conjunto de la EUBS y el ICHM organizado por CRIS-UTH y vinculase su atención con las actividades que tendrían lugar en Barcelona en septiembre de 2005.

El siguiente e importante cometido, era realizar una presentación audiovisual de corta duración, autoexplícita en sí misma, que combinase unas bonitas fotografías de Barcelona, detalles de la sede del Congreso, un programa preliminar, e información breve pero atractiva y convincente de las líneas generales del evento: Ciencia, Cultura, y Entretenimiento. La presentación audiovisual había de cumplir el objetivo de transmitir que la mejor inversión de tiempo para el año 2005 sería combinar las vacaciones con una agradable estancia en Barcelona, participando en un atractivo Congreso, con muy alto contenido, y asistencia de grandes personalidades. Los asistentes recibirían multitud de sugerencias turísticas, repaso histórico y cultural, todo dentro del marco principal y fundamental de un programa científico del más alto nivel. Ésta sería mi labor personal de diseño y creación, adornado de un fondo musical descriptivo y sugestivo al mismo tiempo, con una atractiva referencia a la cultura ibérica y al mar. La selección no sería difícil. Escogí un fragmento de Goyescas de *Enrique Granados* : *Quejas o la Maja y el Ruiseñor*.

Durante los tres años siguientes, no me quedó más remedio que asistir a todas las reuniones científicas internacionalmente más importantes para presentar nuestra iniciativa de forma convincente, lograr que todo el mundo estuviera familiarizado con ella, y no olvidaran que en el año 2005 tendrían una cita casi obligatoria en Barcelona. Se trataba al mismo tiempo de recopilar información y preparar todos los programas; tanto el científico y principal como los complementarios. Así lo planeamos y, creo que con todo rigor podemos afirmar que, así lo hicimos y conseguimos.

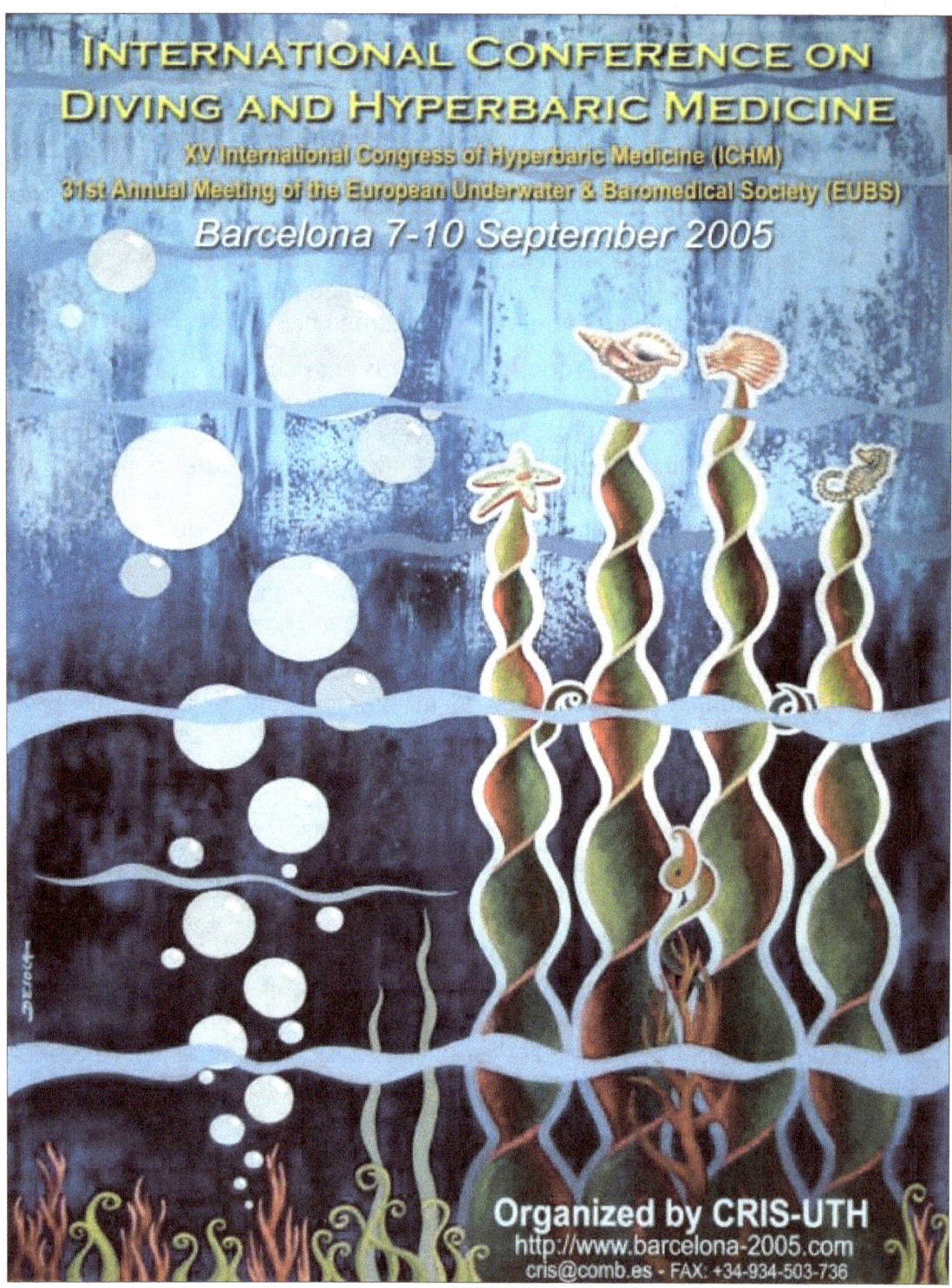

Cartel anunciador de la Reunión conjunta del XXXI Annual Meeting of the European Underwater & Baromedical Society (EUBS) y del XV International Congress on Hyperbaric Medicine (ICHM) dando lugar al Congreso Internacional de Medicina Subacuática e Hiperbárica organizado por CRIS-UTH, que tuvo lugar en Barcelona los días 7-10 de septiembre 2005.

El 7 de septiembre de 2005 tuvo lugar la inauguración oficial del Congreso conjunto de la Sociedad europea Baromédica y subacuática, y el Internacional de Medicina hiperbárica. Cuatrocientos cincuenta y seis congresistas de 54 países nos honraron con su presencia y con la otorgación de su confianza en nuestra capacidad de convocatoria. Nos complació muy especialmente la representación de países, que no asisten habitualmente a Congresos hiperbáricos, como Belize, Eslovaquia, India, Lituania, Malasia, Nigeria, Nueva Caledonia, Singapur, Sudàfrica, Taiwan, y otros citados por orden alfabético.

La Recepción oficial tuvo lugar en el museo Marítimo de Barcelona ocupando, como privilegio excepcional, la sala que contiene la reproducción a tamaño real de la Galera real, la nave insignia capitaneada por *Don Juan de Austria*, hijo bastardo del emperador Carlos V, al frente de la gran expedición naval que protagonizó la célebre Batalla de Lepanto en 1571. El objetivo, desgraciado y lamentable, de aquella expedición era combatir contra el imperio otomano. Cuatrocientos cincuenta años más tarde, tuve la satisfacción, que todavía hoy

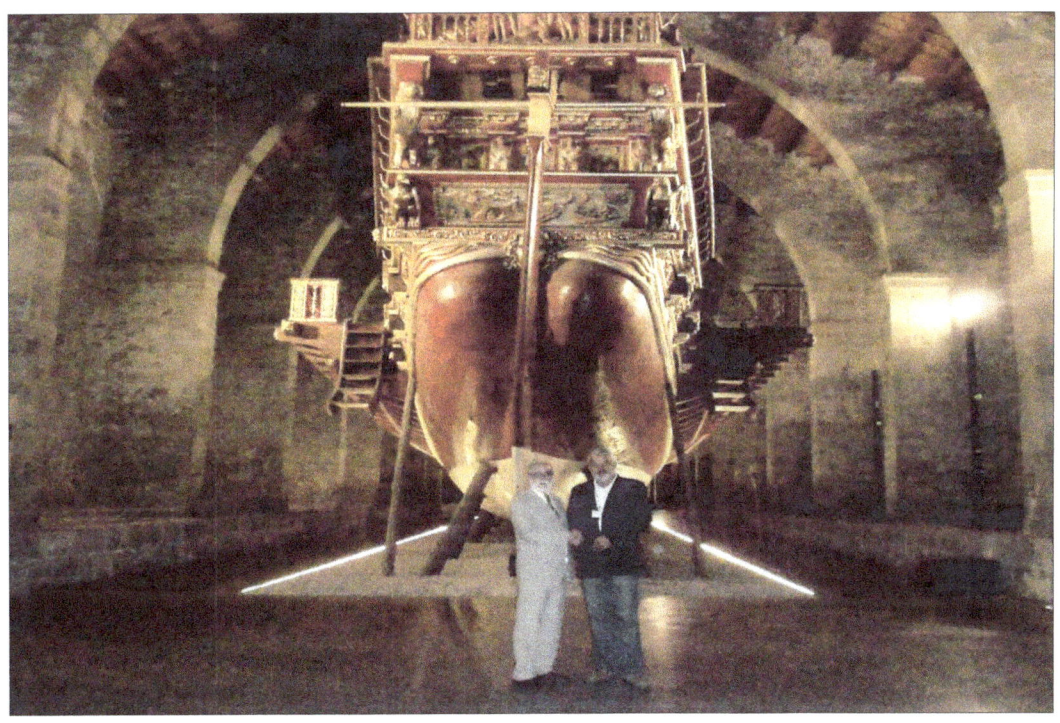

El Delegado turco, Akin Savas, junto al autor, frente a la reproducción de la Galera Real que fue buque insignia de la coalición de varias naciones mediterráneas en la Batalla de Lepanto, que tuvo lugar el 7 de octubre de 1571 contra al Impero Otomano. Museo Marítimo de Barcelona.

me emociona al recordar, de brindar y tomar unas fotografías frente a ese imponente buque de guerra, cordialmente abrazado con los colegas turcos con los cuales nos une una apreciable amistad además de una provechosa relación profesional y científica. Una vez más, la cultura y la ciencia, en este caso la Medicina, ha logrado conciliar aquello que los dirigentes y políticos fueron incapaces de resolver.

Las jornadas científicas se desarrollaban de forma intensiva desde las 9 de la mañana hasta las 5 de la tarde, con estricta y rigurosa puntualidad. Se ofrecía un refrigerio o *Coffee-Break* de 30 minutos, a mitad de cada sesión, y una pausa de 90 minutos para la comida, en la cual tuvimos especial precaución de que fuera acorde con lo que se conoce como *Dieta mediterránea*. Algunos congresistas se extrañaban de "tanto tiempo perdido" en la comida, lo que no es habitual en congresos internacionales en que se deglute una parca vianda en menos de 45 minutos. Con contundencia les replicamos que en el estilo de vida mediterráneo no compartimos esa innecesaria precipitación cuyas pocas ventajas se contraponen con sólidos razonamientos sanitarios.

Fieles a nuestro propósito de combinar Ciencia y Cultura, al final de cada jornada, se ofreció una actividad complementaria sobre un tema no médico. Se impartieron Conferencias sobre "*Historia de las actividades subacuáticas*" comenzando con las primeras inmersiones en Grecia hace 2400 años, a cargo de un prestigioso historiador (*Frederic Malagelada Mares*); un análisis del "*Significado, simbología, historia, y mensajes de Antoni Gaudí*" desarrollada por uno de sus investigadores (*Eliseu Oriol Pagès*); y una incursión melódica titulada "*Música española: mucho más que guitarra y castañuelas*" de la que fue presentador un servidor de ustedes.

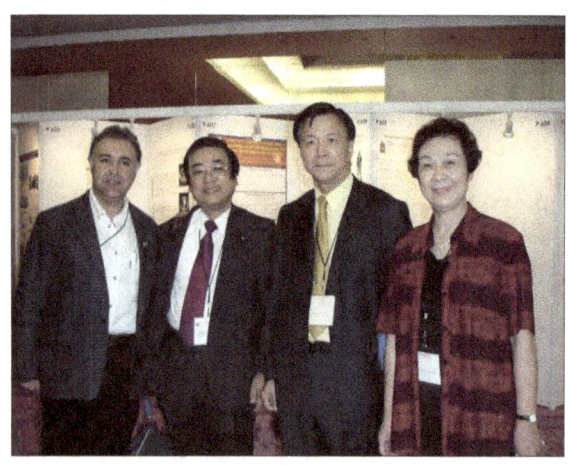

La Prof. Gao-Chun-Chin de la República Popular China, junto a otros colegas asiáticos que participaron en el 15º Congreso Internacional de Medicina Subacuática e Hiperbárica, que tuvo lugar en Barcelona del 7 al 10 de septiembre 2005.

En el aspecto científico es necesario destacar un acontecimiento importante que culminó uno de nuestros objetivos desde años antes. Por primera vez en la historia reciente, participó en un Congreso hiperbárico una nutrida y selecta representación procedente de la República Popular de China. La profesora *Gao-Chung-Chin* presentó una Conferencia magistral exponiendo el nivel de la Medicina hiperbárica en su país. Supimos que los orígenes de la Oxigenoterapia hiperbárica en China son casi centenarios, y que actualmente hay más de 5000 cámaras hiperbáricas repartidas por todo el inmenso país. Quedamos profundamente impresionados por estos documentos y especialmente satisfechos por el contacto con estos nuevos colegas cuya existencia ignorábamos hasta ese momento. El contacto con esa realidad desveló que, hasta en el campo de la Medicina hiperbárica, el gigante chino desbordaría todas nuestras previsiones y superaría cualquier concepto previo que hubiéramos imaginado. Nos abría una prometedora perspectiva de nuevo e interesante intercambio científico de evidente provecho en ambos sentidos.

Tuvimos también la agradabilísima sorpresa de que la delegación china presentase su candidatura para organizar la próxima edición del *International Congress on Hyperbaric Medicine* (ICHM) en el año 2008. La propuesta fue aceptada con ilusión y optimismo. En nuestra condición de organizadores de un ICHM, nos correspondía la Presidencia durante el período consecutivo de tres años de intervalo hasta la siguiente edición. Era implícito a este compromiso la colaboración con los organizadores del próximo evento con la finalidad de brindarles la experiencia adquirida. La condición de "recién llegados" aplicable a los nuevos anfitriones, junto a su desconocimiento de las costumbres y tradiciones de un ICHM nos aportó la oportunidad añadida de mantener una fluida relación con nuestros nuevos colegas, al mismo tiempo que nos cargó con una importante, aunque plácida, tarea de asesoramiento y ayuda en la organización de su Congreso. La organización del magno evento en la República popular China en el año 2008 era un nuevo reto altamente estimulante y al mismo tiempo de una complejidad inusual.

Todo Congreso importante tiene además un importante epílogo. Además de mantener los contactos, llevar a cabo los proyectos iniciados y plasmar los principales acuerdos, es necesario también transcribir las presentaciones en un *Libro de actas* que recoge los textos íntegros de las conferencias magistrales y los resúmenes de las comunicaciones libres.

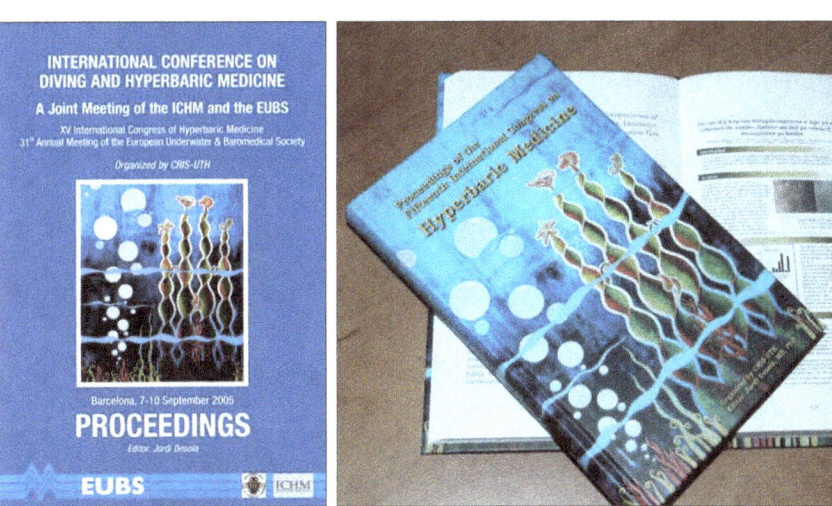

[IZQUIERDA] *Programa de mano del Congreso Internacional de Medicina Subacuática e Hiperbárica, que tuvo lugar en Barcelona del 7 al 10 de septiembre 2005. Contenía detalle de todas las actividades, así como los resúmenes de las Ponencias, Presentaciones orales, Comunicaciones Libres, y Posters, tal como fue entregado a todos los congresistas.* [DERECHA] *Libro de actas del XV International Congress on Hyperbaric Medicine (ICHM) que contiene el texto íntegro de las Conferencias Magistrales, Comunicaciones, y edición facsímil de los Posters.*

Desde la primera edición del *International Congress on Hyperbaric Medicine*, organizado y dirigido por el Prof. *Boerema*, en Amsterdam en 1963, los libros de actas de los ICHM han sido editados por *BEST Publishing Company*, con un formato estándar que constituye una colección editorial. El libro debe contener los textos de todas las Ponencias y las Comunicaciones, así como otros documentos e información general sobre el evento. No había alternativa. Asumimos este último encargo como el mandato final implícito a la comisión organizadora. Nuestro libro debería mantener como mínimo el mismo nivel de calidad que los anteriores, pero trataríamos no solo de cumplimentar ese reto sino además superarlo. Fue otro duro trabajo, gratificante pero agotador, que requirió dedicación plena durante más de un año. Creo poder afirmar que lo logramos con creces. Se editó un libro con el tamaño, formato, y estilo predefinido de todos los ICHM, al cual incorporamos en la portada, una vez más, el atractivo logotipo realizado a partir del genial diseño de *Jaume Desola Pelegrí*. Por primera vez se incluyó una reproducción facsímil de los 54 Posters seleccionados entre 110 recibidos.

Estaría reñido con la modestia, pero no con la objetividad, añadir más lisonjas al resultado final del mejor Congreso de Medicina hiperbárica y subacuática que se había realizado hasta entonces en Europa, tal como todavía hoy me recuerdan muchos de nuestros colegas europeos. Aportamos con entusiasmo, no exento de críticas, envidias, y rencores por el excelente resultado, nuestra desinteresada colaboración en todo aquello que estuvo a nuestro alcance. En todo momento fuimos plenamente conscientes de que habíamos escrito una nueva HISTORIA DE ALTA PRESIÓN.

MORALEJAS DE ESTE CAPITULO :

- Esta vez sí, la segunda fue mejor que la primera.
- Ciencia, cultura, y asueto son una combinación excelente.
- Organizar un Congreso internacional es una dura labor que puede ser muy gratificante pero también la causa del mayor desprestigio.

LECTURAS RECOMENDADAS :

- Proceedings of the 15th International Congress on Hyperbaric medicine. ICHM, CRIS-UTH, Barcelona, 2005.
- EUBS-2005. Proceedings of the 31st Annual meeting of the European Underwater & Baromedical Society. CRIS-UTH, Barcelona, September 2005.

21 de julio de 2021
(Revisado por última vez el domingo, 03 de diciembre de 2023)

LA NUEVA ERA
Realización de antiguos proyectos

Desde el primer enfermo grave, o gravísimo en 1978, y la nueva realidad en 1980 de recibir varios enfermos, no buceadores, que precisaban tratamientos diarios, todos al mismo tiempo, comenzamos a pensar en lo bonito que sería tener una cámara hiperbárica más grande y espaciosa. Pronto entendimos que ampliar el tamaño sería bueno, pero no era lo más importante. Lo realmente necesario era disponer de espacio para poder atenderlos de una manera más fácil, cómoda, y eficiente. Más adelante comprendimos que no era sólo un sueño sino un loable deseo. O una necesidad. Algo tangible. Difícil, pero no imposible. Deberíamos llevarlo a cabo.

En la década de los noventa, el sueño que pasó a ser una necesidad se convirtió en una obsesión prioritaria. Teníamos que promover un Centro de Medicina hiperbárica de mayores pero, sobre todo, de mejores, condiciones. Nos lo merecíamos. Y nuestros enfermos con mayor razón. Y la sociedad a la que pertenecíamos todavía más.

Iniciamos tantas gestiones que para enumerarlas serían necesarias varias libretas. Pulsamos, en primer lugar, la opinión de las autoridades sanitarias. Asintieron con más curiosidad que interés, pero no pusieron ninguna traba siempre y cuando nos responsabilizásemos nosotros del proyecto. Visitamos los mejores hospitales de Barcelona. Sus directivos, sin excepción, mostraban su interés en alojar nuestro proyecto. Pero recalcaban la primera palabra : no era su proyecto; era el nuestro. Les parecía muy bien que lo llevásemos a cabo con nuestros propios recursos. Al final, una vez realizado, considerarían la posibilidad de acogernos. Sin embargo, la conversación, con pequeñas variaciones en función de la persona, de su cortesía, y de su generalizada prepotencia, discurría en todas partes de la misma forma : grandes sonrisas, amigables palmadas, formulación de buenos augurios, y *adiós muy buenas*.

Nuestro proyecto estaba bien elaborado pues habíamos aprendido la lección de tantos y tantos otros abortados por una planificación precipitada y poco profesional. Han proliferado por todo el país cámaras hiperbáricas adquiridas por un grupo promotor que luego ningún centro médico ha querido aceptar ni tan solo como regalo. Algunas pocas optaron por la vía extrahospitalaria materializada en centros hiperbáricos bajo dirección administrativa y orientación económica. Sin ni una sola excepción, todas estas iniciativas terminaron en fracaso rotundo. La única diferencia fue el tiempo que tardaron en sucumbir. Cerca de un centenar de cámaras hiperbáricas, o sus esqueletos, han permanecido almacenadas en lugares tenebrosos hasta terminar finalmente en el desguace o venta como chatarra.

Lo sabíamos y tomamos buena nota. Lo primero había de ser pulsar el interés de autoridades sanitarias públicas o privadas. Lo teníamos. Todos respondieron satisfactoriamente. Lo segundo era diseñar un proyecto verosímil, creíble, e interesante. Así lo hicimos. Nuestra cartera de servicios era atractiva, profesional, y bien elaborada. Todo el mundo lo decía. Algunos, bastantes, intentaron copiarla. Lo tercero era encontrar la estructura empresarial que pudiera asumir la idea, desarrollarla, financiarla, y llevarlo a cabo. Esto era más difícil. En realidad, no sólo difícil sino casi utópico. Llegado este punto debemos reconocer nuestro fracaso. No logramos que ninguna empresa pública o privada apostase por nuestro proyecto más allá de las palmadas en la espalda y las palabras amables y muchas veces halagadoras.

Al entusiasmo inicial siguió el desengaño, la decepción, y el abandono de algunos de nuestros colaboradores inicialmente entusiastas. Hay que saber tirar la toalla, me aconsejaron la mayoría. Hay que saber superar el desengaño, les replicaba, y no abandonar ante una situación que nadie pensó que sería fácil. Estábamos estancados, parados, frustrados, y casi todos desilusionados. El tiempo transcurría de forma cruel perpetuando y evidenciando nuestra incapacidad. En esta situación, un hecho fortuito aportó nuevas expectativas.

Un domingo del mes de septiembre de 1994, recibí una sorprendente llamada de un buen amigo economista bien situado en una importante entidad bancaria.

- ¿Ya sabes que mañana un Banco de Madrid vende como chatarra una cámara hiperbárica?

- No; no lo sabía. Pero puedo imaginar quienes son.

Lo sabía solamente a medias y con errores importantes debido a las explicaciones tergiversadas que en su día me facilitaron. No podía ser otra que la cámara que aquel grupo de médicos militares adquirieron hacía 4 años y que, a bombo y platillo, inauguraron en una Clínica privada de Madrid (Capítulo 35, El nuevo mapa hiperbárico). Aquélla a la que el Dr. de *Lara* y todos nosotros auguramos un fracaso a corto plazo y, muy lamentablemente, no nos equivocamos en nuestras predicciones. Aquella que, de inmediato, algunos buitres intentaron aprovecharse del lamentable desenlace y que en una conversación con unos de esos directivos oportunistas les recriminé su falta de sensibilidad en relación a esos colegas que estarían pasando muy mal rato.

- ¿Y no os interesaría a vosotros comprarla?

- Tal vez, pero debe estar muy deteriorada, y además me parecería poco elegante aprovecharme del infortunio de mis antiguos colegas.

Mi amigo Alberto me explicó que la situación actual era completamente diferente. La sociedad promotora del Centro hiperbárico de Madrid no adquirió la cámara mediante un crédito bancario o una hipoteca, sino que solicitó una operación de *Leasing*. Yo desconocía por completo qué era eso. Mi amigo banquero me explicó que en realidad era como un *"alquiler con opción de compra"*. La cámara nunca llegó a pertenecer a la Sociedad de médicos, sino que fue adquirida por un Banco mediante una operación que implica el pago de una cantidad mensual, con derecho, al cabo de un tiempo, a amortizar todo el capital pendiente, con lo que la cámara pasará –solo entonces y no antes– a ser propiedad de la sociedad de médicos. No es una compra a plazos, pues en ese caso el comprador posee el producto desde el primer momento y aplaza el pago a su conveniencia, pero sin dejar de ser propietario del aparato. Con el *Leasing* el propietario es el banco, y el cliente es un usuario temporal en régimen de alquiler que tal vez algún día tendrá la opción de ser el dueño, siempre y cuando haya satisfecho todos los pagos intermedios.

En caso de impago de las cantidades mensuales, la situación es muy diferente en cada caso. La falta de pago de los plazos implicaría una situación comprometida con la entidad financiera que podrá repercutirla de cualquier manera, pero no necesariamente con la apropiación del material adquirido que sigue siendo propiedad del moroso. La cancelación del *Leasing*, en cambio, refuerza la posición del auténtico propietario –el banco– que podrá negociar el pago de la deuda pendiente con los arrendatarios, los cuales perderán de inmediato todo derecho sobre el producto financiado que quedará definitiva-mente en poder de la entidad financiera. Este sistema facilita el acceso a personas o sociedades que no tienen liquidez o no desean comprometerla. Pero de forma clara penaliza a aquellos cuyo problema no es la liquidez sino la falta de fondo o de recursos.

En el caso que estamos comentando, la sociedad médica se había disuelto hacía años y los titulares de la operación habían liquidado su parte de la fallida operación. Por tanto no eran, ni nunca fueron, propietarios de la cámara. El auténtico dueño –su banco– estaba en condiciones de disponer de la cámara a su albedrío y de la forma más adecuada para sus objetivos solamente econó-micos y ajenos a cualquier compromiso sanitario.

Durante años buscaron infructuosamente un comprador, pero no lo encon-traron. Les precedía la mala gestión y el fiasco de la operación anterior que implicaba un gran desprestigio de la Medicina hiperbárica precisamente en Madrid, en la Capital de España, sin que el público, ignorante de los detalles, supiera cuál había sido la causa del desastre. Al cabo de unos cinco años, los dirigentes de la Clínica deseaban recuperar el solar que había alojado el centro hiperbárico y presionaron al banco para que retirase con urgencia la desafortu-nada cámara. Incapaces, definitivamente, de hallar un comprador decidieron su desmantelamiento.

Quedaba claro que la operación ya no dependía de la desaparecida sociedad puesto que nunca llegó a ser propietaria de la cámara. Se trataba de una diligencia bancaria no destinada a rentabilizar una inversión sino a liquidar un problema acumulado durante años. La Banca nunca pierde dinero.

Una vez informado de cuál era la situación, y sin ningún perjuicio para la antigua sociedad médica que en realidad ya no existía, el asunto era pues muy diferente de lo que pareciera a primera vista. En tales circunstancias, repliqué a mi buen amigo banquero :

- Si la cámara está en buenas condiciones tal vez podría interesarnos adquirir algunos elementos de la instalación; por ejemplo, los compresores, y los manorreductores, y quizás alguna válvula de seguridad, pues los recipientes de presión y la propia cámara no serán aprovechables.

- Debes decidirte enseguida pues ya te he dicho que la operación va a ejecutarse mañana.

- Intenta por favor negociar una pequeña moratoria y me organizo para ir mañana mismo a ver en qué estado se encuentra el material.

Lo dicho; esa misma noche tomé un avión del llamado Puente aéreo de Madrid, pernocté en la capital, y a las 10 de la mañana me encontré con el representante de la operación financiera y dos antiguas caras conocidas que al principio me costó identificar.

El delegado del banco era una persona joven, amable, de palabra fácil, con quien se entabló de inmediato una buena comunicación. Abundó en explicaciones económicas algunas de las cuales sobrepasaban mi capacidad de entendimiento en operaciones financieras. Repitió en varias ocasiones su consternación por verse obligado a ejecutar la orden que había recibido de eliminar esa instalación hiperbárica y que se sentiría muy satisfecho si la operación se cerrase con una institución que pudiera reactivar la utilización médica de esos aparatos. Me sorprendió una actitud tan constructiva por parte de un ejecutor bancario y su clara comprensión de la dimensión sanitaria de este asunto. Por el contrario, las otras dos personas no abrían la boca, adoptaban una postura distante de evidente insatisfacción, se limitaban a asentir con la cabeza y a seguir las indicaciones que el gestor financiero les indicaba, lo cual también me sorprendía.

Nos dirigimos hacia la zona en que estaba instalado el centro hiperbárico. En el momento que uno de ellos retiraba unas llaves de su bolsillo descubrí, o mejor dicho reconocí, que él y su compañero eran unos de los antiguos miembros de la sociedad médica que construyó el centro cuatro años antes. No éramos amigos ni habíamos tenido una relación estrecha, pero el trato había sido siempre, cuando menos, cordial. No olvidemos que me invitaron a cortar la cinta de apertura en la ceremonia de inauguración del centro, unos cinco años antes. Les saludé sorprendido, pero no tuve respuesta. Me extrañó su manifiesta hostilidad, aunque no era difícil entender la ingrata e incómoda situación que estaban viviendo. No entendía tampoco cuál era la razón de su presencia, habida cuenta que la sociedad se había disuelto años antes y que según me habían explicado, y ratificó el empleado bancario, en la actualidad se trataba de una simple ejecución de decisiones adoptadas por la entidad financiera propietaria de la cámara. No obstante, adopté una actitud indiferente y centré mi atención exclusivamente en la visita técnica objeto de mi viaje.

La primera sorpresa fue ver la cámara hiperbárica, al aire libre, protegida por unos simples plásticos, ocupando una plataforma de cemento en un anexo cercano a la Clínica, junto a los depósitos criogénicos de gases respiratorios. Tardé en entenderlo, y más adelante me explicaron que el pabellón que se había construido expresamente para alojar la cámara, despachos, y estructuras adicionales, había sido desmantelado. Por esta razón, la cámara estaba actualmente a la intemperie y la Dirección del Hospital urgía retirarla para edificar un área de expansión del Centro médico que no tenía ningún interés en la Medicina hiperbárica. La segunda sorpresa, ésta más agradable fue observar que a pesar del tiempo transcurrido y de la intempestiva ubicación, la cámara no estaba en muy malas condiciones. Cubierta de polvo, con pequeños indicios de incipiente oxidación, pero en su conjunto todavía con un aspecto aceptable.

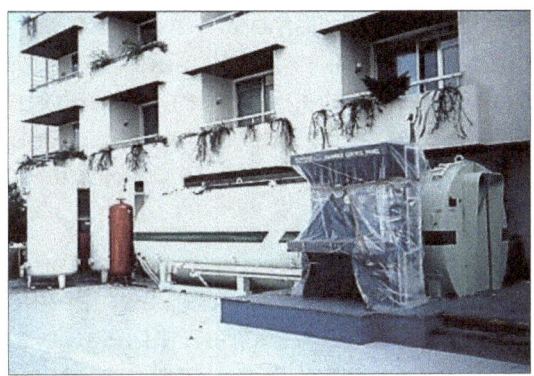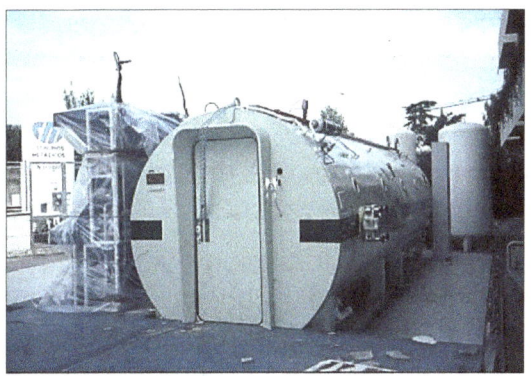

La cámara hiperbárica destinada a una chatarrería, a la intemperie tal como la encontramos en la Clínica privada donde estuvo almacenada durante años. Obsérvese en la imagen de la izquierda, la ausencia de ventanillas, u ojos de buey, en todo el lateral. Al fondo, a la izquierda se observan dos recipientes de aire comprimido, y el calderín de color rojo del dispositivo semiautomático de extinción de incendio.

Una vez en su interior, la siguiente sorpresa no fue agradable, aunque se debía a otras razones. Los dispositivos interiores estaban en buen estado, pero eran obsoletos. La cámara estaba dotada de reguladores manométricos de presión, caudalímetros de distribución de oxígeno, mascarillas nasofaciales de goma, y otros dispositivos que, en esa época, habían dejado ya de utilizarse. El paso del tiempo había deteriorado las gomas y el material fungible con lo cual, si bien el aspecto era aparentemente aceptable, todos esos dispositivos ya no podrían ser utilizados. Algunos aparatos de electromedicina, así como válvulas y reguladores de presión, pertenecían a la historia y en la actualidad deberían ser reemplazados por utensilios más modernos. Desde el punto de vista técnico, la estructura de la cámara propiamente dicha, o sea el cilindro de presión, disponía de cinco ventanillas, u *ojos de buey*[1], de 20 cm de diámetro alineadas sólo en una de las partes laterales del cilindro. La falta de luz natural y la limitación de visibilidad a través de esas pequeñas hendiduras, proporcionaban una incómoda sensación de confinamiento cercano a la claustrofobia.

---

[1] Se mantiene en español la denominación náutica de "*Ojo de buey*". En otros idiomas se han adoptado expresiones más descriptivas como *Hublot* en francés y *Viewport* en inglés.

La inspección exterior de los elementos complementarios, revelaba un cuadro de instrumentos excesivamente sofisticado si se compara con los dispositivos electromecánicos automáticos con que ya contábamos en esos momentos. Su distribución podía ser aceptable desde el punto de vista técnico, pero era engorrosa bajo modernos criterios de ergonomía. Difícilmente podría ser utilizable un cuadro de mandos tan rudimentario. A una cierta distancia, y junto a los tanques criogénicos de oxígeno y aire respirable, estaban los contenedores de aire comprimido para alimentación de la cámara. El impacto corrosivo de la intemperie mantenida durante esos años, empezaba hacer su efecto y las muestras de óxido eran pequeñas pero evidentes.

Además del implacable paso del tiempo, las normativas nacionales e internacionales actuales impondrían hoy restricciones absolutas. Tanto los tanques de reserva de aire como la cámara hiperbárica propiamente dicha, habían superado el tiempo límite de acreditación con lo cual era necesario repetir la prueba hidráulica[2], verificar la estanqueidad del sistema, y obtener la autorización reglamentaria y actualizada como dispositivo válido de presión. No cabía la menor duda de que en las condiciones actuales ninguno de estos elementos superaría dichas pruebas.

La primera aproximación que parecía sugerir un buen estado de conservación, se había convertido ahora en una preocupante decepción. Efectivamente, la cámara hiperbárica no estaba en pésimas condiciones e incluso su estado era un poco mejor de lo esperado. Sin embargo, el estado general de todo el conjunto no permitiría la reutilización inmediata sino que requeriría un proceso de adaptación y renovación. Otra circunstancia técnica, que cualquier experto en instalaciones hiperbáricas conoce pero que era ignorado por el delegado financiero e incluso, con sorpresa, por los antiguos miembros de la sociedad, es que todas las conexiones neumáticas de media y alta presión no pueden ser reutilizadas una vez desmontadas, aunque su estado de conservación sea correcto, sino que la futura comunicación con recipientes de presión y la propia cámara, precisarían conexiones nuevas instaladas exprofeso. Para mis adentros, sin que de momento me atreviera todavía a afirmarlo, empecé a comprender que la decisión de la institución financiera de vender la cámara como chatarra no era disparatada. Sería posible reutilizar este sistema hiperbárico como objeto decorativo, pero de ninguna manera como dispositivo médico terapéutico. En todo caso, sería necesaria una profunda renovación de la casi totalidad del sistema, con reemplazo de estructuras auxiliares y acondicionamiento de los pocos elementos que sobrevivirían a la primera valoración. Si a esto añadimos la necesidad de contratar estas operaciones a empresas especializadas en neumática de alta presión, y la incorporación de un ingeniero Director de Proyecto, junto al elevado coste del traslado de unos

---

[2] La prueba hidráulica consiste en llenar la cámara de agua y aumentar la presión hasta un 50% por encima de la presión estimada de trabajo. Durante dicha operación se verifica la estanqueidad y la deformación estructural del acero. Esta verificación ha de repetirse cada 10 años, según la normativa europea.

dispositivos cuyo peso en su conjunto supera las 15 toneladas, llegamos finalmente a una conclusión tan sorprendente como incómoda e inevitable : el coste de reutilización de todo este sistema superaría con creces el precio de adquisición de una nueva cámara hiperbárica de acuerdo a la tecnología actual, a cargo de una empresa especializada que se encargaría de solventar todos los problemas –eso es lo que esperábamos– y que ofrecería unas condiciones económicas favorables y no tan precipitadas.

Entender la complejidad del asunto y la incómoda pero indiscutible decisión, requirió mucho menos tiempo del que estoy empleando en describir la situación y plasmarla en esta nueva HISTORIA DE ALTA PRESIÓN. Al final de la visita no me quedaba la menor duda de cuál era la situación y comprender la posición de la entidad financiera. Con todo, estos razonamientos los había realizado a la vertiginosa rapidez mental de cualquier persona experta. Ahora venía la más delicada alternativa de hacérselo entender al Delegado de la financiera y supongo que también a los testigos de la desaparecida sociedad, cuya pasmosa participación en esta entrevista, como el *Convidado de piedra*[3], cada vez me parecía más difícil de entender.

De nuevo en la zona de recepción en la parte exterior de la clínica, propuse a unos y otros dirigirnos a la Cafetería para sentarnos, discutir la jugada, y exponer mi punto de vista con comodidad y la lentitud necesaria, y tal vez formular una propuesta alternativa. De inmediato el delegado bancario asintió con la cabeza y emprendió los primeros pasos hacia el interior de la Clínica. Le seguí, pero ambos vimos con sorpresa que los otros dos asistentes no se habían movido de su posición y no parecían estar dispuestos a acompañarnos. Deshice el camino y repetí mi proposición. La escueta respuesta de uno de ellos fue que no era necesario y que preferían hablar allí mismo. No insistí, pues empezaba a entender cuál era el problema, pero me limité a repetir que allí fuera, en pie, bajo un tórrido sol estival, no era cómodo hablar de asuntos tan delicados. No hubo cambio de actitud. Hube de resumir e improvisar unas breves palabras que me atrevo a resumir en las siguientes.

– La cámara, en sí misma, no está en malas condiciones, pero la instalación es obsoleta e inaprovechable. Debo comentarlo con mis compañeros y hablaremos más adelante una vez analizados todos los aspectos.

No recuerdo si hubo respuesta, pero si la hubo, con absoluta seguridad no sería cordial ni constructiva. Los antiguos socios se ausentaron con un saludo de cabeza y quedamos unos minutos más a solas con el gestor financiero. Le anticipé que la aparente buena condición del sistema chocaba con la situación de inadecuación total a normativas actuales que conllevaban la imposibilidad de una reutilización inmediata. Sería necesario una remodelación tan profunda que el coste sería superior al de un dispositivo nuevo. En estas condiciones, y

---

[3] Alusión al desenlace de "*Don Juan Tenorio*", de *Zorrilla*, en cuyo tercer acto participan en la cena final unas mudas y pétreas estatuas que con terror de los asistentes adoptan la vida humana.

dada nuestra situación especial de expertos en el tema, comentaría el tema con mis compañeros y nuestros técnicos y, lo antes posible, les transmitiríamos nuestra decisión. El interlocutor recordó la necesidad de acelerar el final de la operación, aunque no me acosó demasiado exigiendo una respuesta inmediata en las próximas horas. Me anticipé a añadir que, en nuestro propio interés, tomaríamos una decisión lo antes posible. Ambos insistimos en la conveniencia, si fuera posible, de aprovechar los aparatos para el uso médico para el que habían sido diseñados.

Unos años más tarde, el contacto casual con algunas personas que, de forma directa o indirecta habían participado en la creación, explotación, y fracaso de la sociedad médica madrileña, me contaron algunos detalles que por supuesto ignoraba y que aportan la desagradable explicación final. Pasada la euforia de la fastuosa inauguración, con el inicio de la actividad asistencial aparecieron diversos problemas entre aquellos incautos socios que esperaban una rentabilidad económica que no se producía. Las discrepancias se convirtieron en desacuerdos y, al final, se gestó un verdadero conflicto entre los fundadores. La disolución de la Sociedad pronto se perfiló como la única irremediable alternativa. Hasta aquí todo era previsible y parcialmente conocido. Los confidentes añadieron que dos socios con mayor afán económico urdieron la estratagema de acelerar el fracaso para esperar el embargo de los bienes y adquirir los restos del centro médico a bajo precio para un reflote y explotación a sus solas expensas y beneficios. No contaron con las características de un *Leasing* sensiblemente diferentes a una liquidación o incluso a un embargo. La prudente actitud de la financiera abortó sus pretensiones al negociar con otras instituciones una solución más satisfactoria. Aquí aparece mi buen amigo banquero y nuestro descubrimiento casual. Queda también explicada la hostilidad de aquellos antiguos promotores que vieron frustrada su especulación alejada de la Medicina y solamente destinada a proporcionar un beneficio económico que, aunque ellos lo ignorasen, nunca hubiera sido como esperaban.

De nuevo en Barcelona, con más calma y por tanto con mayor claridad de ideas, después de haberlo comentado con un buen amigo ingeniero aunque no experto en instalaciones hiperbáricas (no conocía a ninguno) llegamos unánimemente a la conclusión de que, lamentablemente, sería más sencillo, más cómodo, y más barato adquirir un nuevo equipo hiperbárico que aclimatar éste antiguo y obsoleto. Sin embargo, no me convencieron del todo.

Siguieron noches de insomnio y reflexión obsesiva sobre un tema único. Repetidas llamadas telefónicas y consultas a personas expertas de confianza. Finalmente, con más temor que convencimiento, pero con más ilusión que razonamiento, llegué a una decisión. Argumenté que en nuestro caso, en nuestra única y exclusiva situación, si acometiéramos nosotros mismos con nuestros medios y con nuestro avanzado conocimiento las principales modifica- ciones técnicas que los dispositivos de presión requieren, si descontásemos el elevadísimo coste del diseño y desarrollo del proyecto a cargo de un ingeniero especializado en instalaciones neumáticas, si eliminásemos la intervención de una empresa especialista en instalaciones hiperbáricas y, en su lugar, encargásemos de forma separada el acondicionamiento de cada uno de los elementos del sistema, la operación podría realizarse a un precio razonable y asequible para nuestra menguada economía.

El lector ya habrá imaginado que éste era nuestro caso. Disponíamos de técnicos y conocimiento para realizar la mayoría de modificaciones, podríamos diseñar nosotros mismos el proyecto y encargar a algún ingeniero amigo la presentación y autoría del proyecto. En esta situación, y exclusivamente con estos condicionamientos, podríamos estar interesados en adquirir ese sistema hiperbárico de acuerdo a las condiciones iniciales del proyecto: comprarlo a precio de chatarra e invertir luego una cantidad importante, pero razonable, para convertirlo en un centro hiperbárico moderno. Se trataba de una buena oportunidad que difícilmente volvería a presentarse.

En repetidas conversaciones, entré de nuevo en contacto con mi amigo banquero exponiéndole nuestra decisión, que le pareció interesante y razonable. Comentamos que sería una estrategia muy adecuada que su institución asumiera la negociación. Gracias a su ya conocida buena predisposición y a su condición de buceador experto, sin interés personal en la operación, pero con simpatía hacia el desarrollo de un centro hiperbárico artesanal de alta tecnología, aceptó amablemente el encargo.

A partir de este punto, se trataba de una operación financiera entre dos instituciones bancarias. Ellos sabrían la manera de entenderse, se eliminarían intermediarios, se acortarían las discusiones, y con toda seguridad conseguiríamos un costo razonable. Le especifiqué la cantidad máxima a la que podríamos hacer frente, con las connotaciones de que estaría por encima del precio que aplicaría un chatarrero, de acuerdo con la orientación inicial de la operación, pero significativamente por debajo del valor de una instalación nueva. Era una operación interesante para ambas partes. El Banco obtendría una cantidad superior a la que esperaba. Nosotros adquiriríamos esa instalación hiperbárica, inutilizable en la actualidad, con posibilidad de rehabilitación, con la innegociable premisa de un precio bajo y por tanto asumible para una empresa modesta como la nuestra.

Convoqué una reunión de urgencia con los compañeros que entonces formábamos el equipo directivo de CRIS-UTH. Expuse la situación, las conversaciones mantenidas y mi opinión de que por fin podríamos desencallar nuestro proyecto planeado desde tantos años antes. Era una oferta que difícilmente volvería a presentarse. Recuerdo aquella conversación como una de las más desagradables a lo largo de tantos años. La respuesta de mis compañeros, los supuestos codirectivos de CRIS-UTH, no fue entusiástica o incluso se podría calificar como desmotivadora. Exponían como irresolubles algunos problemas menores que, a medida que hallábamos soluciones, daban lugar a otros de menor envergadura que me planteaban como irresolubles. Comprendí que no compartían mi visión de la operación ni tampoco el interés en llevar adelante el proyecto, a pesar de haber estado tanto tiempo acariciándolo. Hacia el final, la mitad de ellos argumentaron que no estaban dispuestos al esfuerzo económico que requería aportar su parte correspondiente del importe acordado como punto de partida. Esta afirmación fue una declaración premonitoria que debería haberme servido de advertencia en previsión de problemas futuros de una envergadura que nunca hubiera podido imaginar que llegarían a plantearse. En esa época todavía adolecía de un imprudente exceso de buena fe.

No estaban interesados en el proyecto, esto quedaba claro y manifiesto, y no tenían la menor intención de correr ningún riesgo. Con el ímpetu juvenil que todavía mantenía, a pesar de que ya era una persona madura, me ofrecí a resolver todos aquellos problemas, incluso los económicos, convenciéndoles de la excepcional oportunidad que sería una temeridad rechazar. No tuve más que nuevas negativas escépticas. Con energía, pero disimulando el enfado pegué un puñetazo sobre la mesa —en sentido estricto de la expresión— argumentando que si no éramos capaces de resolver ese mínimo problema, deberíamos abandonar la idea de cualquier otra acción en el futuro, y me vería obligado a entender que todas las conversaciones mantenidas hasta ese momento eran irrisorias, o constituían una verdadera tomadura de pelo y una ofensa a mi buena fe puesto que, en realidad, habían estado ocultando su falta de confianza en ese proyecto del que llevábamos años hablando.

La historia se repite y nos alecciona, pero no lo supe descubrir en ese momento. Mis palabras habían sido verdaderamente premonitorias de los desgraciados acontecimientos que tuvieron lugar dos décadas más tarde. No merecían mi confianza. Sin embargo, insistí ingenuamente en concedérsela.

Fue necesario mantener nuevas reuniones para solucionar continuos problemas y en cada ocasión tuve que rogar, insistir, y presionar para volver a sentarlos alrededor de una mesa y negociar esos asuntos. Solamente el inolvidable y eterno colaborador en cualquier iniciativa que presentase, mi añorado *Josep Bohé* apoyó incondicionalmente el proyecto desde el primer momento y asumió, sin el menor titubeo, el compromiso económico o cualquier otro que le correspondiera como miembro de nuestra sociedad. El entonces encargado de asuntos económicos —cuyo nombre prefiero no mencionar en respeto a su válida aportación en aquel momento, pero enfrentado a abyectas e imperdonables iniciativas unos años más tarde— aceptó a regañadientes aportar la cantidad necesaria para cubrir su parte colaborativa en el proyecto. Los otros dos decidieron renunciar a la operación. No obstante, bajo mi irrenunciable insistencia, logré convencerles de mantenerse dentro del proyecto sin ninguna aportación económica en ese momento, pero condicionado a que buscaríamos en el futuro una manera poco gravosa de amortizar, a su conveniencia y de la forma que prefiriesen, la deuda que incurrían con la sociedad de la que seguirían figurando como socios promotores. Fue éste, posiblemente, uno de los mayores errores de mi vida. Mi entusiasmo en ese momento me impidió ver la realidad que algunos amigos, tímidamente, ya me advertían.

No es preciso insistir en el tedioso detalle de las operaciones financieras. En realidad, no es que no sea preciso, sino que las desconozco. El único resultado fue la promoción del proyecto, con un desembolso importante para nuestras menguadas economías, pero reducido en términos absolutos de operaciones económicas de valor similar, que para nosotros requirió créditos y ayudas bancarias, puesto que uno de los requisitos era el pago inmediato de la negociada aportación a la entidad acreedora.

Una vez terminada la fase bancaria, la operación requería desmontar la instalación hiperbárica, trasladarla a Barcelona, almacenarla en un lugar adecuado, y estudiar la forma de reutilizarla. Una frase sencilla y de aparente lógica. Una operación de gran dificultad que requirió muchos años para ser llevada a cabo.

Soy perfectamente consciente de la contradicción implícita de los últimos párrafos con lo que he afirmado tantas veces y que he plasmado al inicio de este capítulo. Comprar una cámara hiperbárica y luego buscar el lugar donde alojarla es, casi en sentido estricto de la expresión, "*comenzar la casa por el tejado*". Es el paradigma de la insensatez y parecería obvio que fue una operación precipitada. Tan obvio como que no teníamos otra alternativa y que era preciso cerrar la operación cuanto antes bajo pena de dejar escapar una oportunidad interesante que difícilmente volvería a presentarse en el futuro.

No fue una sorpresa. Ya lo sabíamos y asimismo lo habíamos calculado. La nueva cámara hiperbárica no pasaría por la puerta del Hospital de la Cruz Roja de Barcelona. La entrada, de reducidas dimensiones, se basaba en dos *pilares de carga* sobre los cuales recaía una buena parte del peso total del edificio. Para introducir la cámara en el recinto hospitalario, sería preciso derruir una parte de la pared exterior no sometida a carga. En tal caso nos encontraríamos entonces con el nuevo problema de que el subsuelo del recinto hospitalario no resistiría el peso del cilindro hiperbárico superior a las 9 toneladas. No fue imprevisión. Lo sabíamos desde el principio. Ni tan sólo lo intentamos. Sólo procuramos *agarrar el rábano por las hojas* y transportar la cámara directamente a un solar en una localidad próxima a Barcelona donde pudimos tomar medidas con exactitud y analizar en detalle cada punto de su estructura, lo cual requirió varios meses de trabajo. Terminada esta fase previa, la cámara fue de nuevo trasladada a un almacén cercano al Hospital de la Cruz Roja donde permaneció depositada en espera de la luz verde para la realización del anhelado proyecto. Lo que no podíamos imaginar en ese momento fue que la demora sería tan larga.

En los meses y años siguientes, continuamos realizando gestiones buscando un centro hospitalario adecuado para desarrollar nuestro programa asistencial, docente, y de investigación, ahora con el nuevo requisito de que, no sólo creyesen en nosotros y nos aceptasen sino que nos ofrecieran un espacio que permitiera alojar nuestra nueva y flamante cámara que, una vez remodelada, sería un centro de alta tecnología, modélico, adaptado a nuestras necesidades, y dentro de la mejor oferta existente en el mercado. Fueron necesarios varios años. A mí me parece que muchos. Fueron más de diez.

Es necesario que volvamos por unos momentos al inicio de esta historia. A final de los años 90 del siglo XX, la titularidad del *Hospital de la Cruz Roja* de Barcelona experimentó variaciones importantes. *Cruz Roja Española* decidió ser fiel a sus principios fundacionales y dedicarse en exclusiva a actividades benéficas y altruistas. Puso en venta sus antiguos hospitales, pero pretendía mantener la propiedad del edificio histórico que ocupaba en la calle *Dos de mayo* de la ciudad de Barcelona para ubicar allí su sede. Esta operación no tenía el Visto Bueno de las autoridades sanitarias y se establecieron una serie de negociaciones, varias veces conflictivas, con lo cual la propiedad del edificio, la titularidad del Hospital y, aunque cueste de entender, algunas de sus instalaciones, cambiaron varias veces de dueño.

Finalmente se constituyó una entidad intermedia llamada CONSORCI SANITARI INTEGRAL (CSI) que adquirió los dos hospitales de la Cruz Roja que quedaban en Catalunya, así como Centros de Asistencia Primaria (CAP), Clínicas sociosanitarias, y Residencias geriátricas. Una vez resueltos los numerosos conflictos legales, el CSI adoptó como objetivo prioritario la construcción de un nuevo hospital en la localidad de *Sant Joan Despí* en las afueras de la ciudad de Barcelona. Prometía ser un hospital de alta tecnología, moderno, de tamaño medio, y convertirse en la referencia del área conocida como el *Baix Llobregat*.

Todo el personal del *Hospital de la Cruz Roja* recibió la oferta de integración en el nuevo hospital en condiciones ventajosas. Aproximadamente la mitad de los trabajadores del antiguo hospital que pasó a llamarse *Hospital Dos de maig*[4], optó por el cambio y se integró en el nuevo centro que se llamaría *Hospital Moisés Broggi*. Desde el principio, los promotores se interesaron en trasladar nuestra cámara hiperbárica al nuevo centro hospitalario que era el máximo objetivo de su atención preferente; es decir la perla del CSI.

La primera y obvia respuesta fue que no sería acertado trasladar nuestra vieja cámara por muchas razones. Un traslado de estas características no es muy caro sino carísimo; significaría instalar un aparato obsoleto en un hospital moderno; un centro sanitario de las características del nuevo hospital habría de estar a la altura del resto de instalaciones; no podíamos ni deberíamos seguir aceptando unas condiciones tan precarias. La alternativa sería abrir un nuevo centro e instalar nuestra gran cámara hiperbárica que permanecía ocupando un almacén desde hacía años. Les ofrecíamos por tanto la oportunidad de abrir un

---

[4] "Dos de mayo" en Català. No se trataba de una referencia histórica sino que simplemente adoptaron el nombre de la calle en que estaba ubicado el Hospital.

centro de alta tecnología en el nuevo hospital para lo cual, entre otras cosas, necesitaríamos una superficie mínima de 500m². La respuesta de los directivos, tan lamentable como previsible, fue que no disponían de esa superficie ni consideraban adecuada una inversión tan importante. Y la nuestra, que no volveríamos a aceptar condiciones precarias ni remotamente acometeríamos un proyecto de tanta envergadura, si no teníamos plenas garantías de alcanzar un objetivo de alta calidad como nosotros deseábamos y la población sanitaria de Catalunya merece. Las conversaciones terminaron en este punto dejando mal sabor de boca en ambos lados.

Durante los cinco o seis años siguientes, estas inútiles conversaciones se repitieron en varias ocasiones. Las dos últimas ya no se establecieron con el director de la construcción del hospital sino con el Consejero Delegado, primero, y con el gerente del CSI, éste con una clara voluntad constructiva para superar las barreras que lo hacían imposible. No obstante, incluso en este caso, con la mejor disposición por ambas partes, hubimos de llegar lamentablemente a la conclusión de que no existía espacio para ocupar una cámara de casi 10 metros de largo y capacidad para 20 personas en el nuevo hospital, cuyos espacios estaban definidos y otorgados desde hacía tiempo. Con dolor y pena por ambas partes, hubimos de cerrar definitivamente las conversaciones a favor de un sueño que veíamos irrealizable y que, aunque continuábamos haciendo gestiones para llevarlo adelante, comenzaba a parecernos una utopía. Por fortuna, la fe de algunos de nosotros era inquebrantable; tanto como la codicia y la ambición de otros.

Durante meses, en realidad años, continuamos estudiando otras alternativas para hacer posible nuestro estimulante objetivo. Seguimos visitando todos los hospitales generales de Catalunya y expusimos a sus gerentes o a los Consejos de administración en pleno, el interés de una iniciativa que aportaría un Servicio médico puntero y de alta tecnología que prestigiaría su institución. La oferta estaba cada vez mejor presentada y algunos de nuestros interlocutores comenzaron a cambiar de actitud o tal vez de opinión dentro de una lógica precaución. Recibimos algunas ofertas inicialmente atractivas y nuestra preocupación comenzó a convertirse en esperanza.

En este contexto, con gran sorpresa, fui convocado por vía oficial a una reunión al más alto nivel en la *Conselleria de Sanitat de la Generalitat de Catalunya*. No me dijeron de qué se trataba, pero no podía haber otra opción que quisieran abordar de nuevo un tema hiperbárico. Los recientes contactos con una importante institución hospitalaria, podrían tener alguna relación. Me recibió la más alta autoridad de la Sanidad catalana que dedicó unos minutos a manifestar su deseo de llevar adelante una iniciativa de gran interés sanitario, para lo cual me presentó a la persona en quien habían delegado estas conversaciones. Omito los nombres de ambos por razones obvias. El nuevo interlocutor, que no conocía, fue comunicativo, amable, e incluso adulador en algunos momentos, y formuló sin preámbulos un encargo directo.

– Ustedes han de traer su cámara hiperbárica al Hospital que estamos construyendo en Sant Joan Despí.

– Estaría muy bien, pero ya lo hemos hablado un montón de veces con los promotores y hemos llegado a la conclusión de que no es posible. No hay un espacio libre adecuado.

– Nosotros le garantizamos que lo haremos posible.

– Pero es que no tenemos espacio físico. No hay lugar en ese hospital para poner una cámara hiperbárica grande, y renunciamos a hacer una chapuza como la que tenemos en la Cruz Roja.

– Nosotros os construiremos un nuevo pabellón para instalar vuestra cámara.

Quedé estupefacto, pero todavía formulé una objeción sin *pelos en la lengua*.

– Le agradezco mucho su insistencia pero –exageré– tenemos otras alternativas muy interesantes en otros hospitales, que nos ofrecen mayores garantías, para ubicar el Centro de Medicina hiperbárica que Catalunya necesita.

– Ustedes son una institución privada y pueden adoptar sus propias decisiones. Pero si siguen nuestras sugerencias tendrán todo el apoyo oficial que necesiten para llevar adelante el proyecto. Si optan por otras alternativas, ustedes son libres de hacerlo, pero tendrán que hacer frente a sus propios problemas.

La opción no dejaba lugar a dudas. En diversas ocasiones en que he explicado esta conversación, suelo transcribirla como una versión elegante de la escena que hemos visto en tantas películas del Oeste cuando dos matones se enfrentan en un reto comprometido y uno de ellos intenta empuñar su arma :

– ¡Yo de ti no lo haría, forastero!

Habré de agradecer siempre la claridad de la exposición, aunque sólo le faltaba el revólver a punto de desenfundar. No obstante, si esa situación se presentase, con toda seguridad yo no sería *el más rápido*; como *Randolf Scott* con su *Colt-45*. Sin embargo, nosotros nos movíamos en el mundo real donde el más débil siempre pierde. Si seguíamos esas recomendaciones, recibiríamos su ayuda. Si no lo hacíamos, toparíamos con la falta de colaboración, cuando no el boicot, y las trabas burocráticas continuadas. Era obvio que en una empresa de estas características la vía institucional es muy importante.

Sin embargo, el directivo sanitario no me dejó opción a la duda ni tan sólo a la deliberación. Sin esperar mi respuesta, me hizo pasar a una sala contigua donde dos personas estaban sentadas alrededor de una mesa de reuniones esperando, sin la menor duda, nuestra anunciada aparición.

Una de ellas era un administrativo de la institución cuya misión era simple-mente tomar nota de los acuerdos adoptados. La otra persona era un antiguo directivo del Hospital de la Cruz Roja de Barcelona, el encargado de asuntos económicos, con quien había tenido muchas conversaciones, generalmente tensas, sobre incidencias muy variadas. Nuestros encuentros estuvieron marcados por una agenda siempre apretada y condicionada a objetivos económicos muchas veces opuestos, lo cual no implica que hubiéramos tenido enfrentamientos graves ni tampoco que esas relaciones hubieran sido desafortunadas. Fueron simplemente neutrales. Nos entendimos siempre al final de discusiones que a veces fueron duras.

Nuestro anfitrión oficial, más político que sanitario, y evidente negociador de grandes artes retóricas, me presentó al señor *Miquel Arrufat* como el nuevo Gerente del CSI. Mi sorpresa no fue tanto encontrarme a ese antiguo conocido sentado al frente de mesa de negociación como, sobre todo, que fuera éste la mayor autoridad del Consorcio.

Le felicité en primer lugar por su ascenso y me senté dispuesto a soportar un chaparrón. Afortunadamente, no fue así. El señor *Arrufat* había estudiado con detención nuestra situación actual y repasó los documentos que se le habían facilitado a lo largo de los años anteriores. Anunció toda la ayuda que fuera precisa. Resolveríamos todos los problemas. Construirían un nuevo pabellón a la medida del diseño que nosotros necesitábamos. Exponía sus ideas con convencimiento y entusiasmo. Esto último es lo que más recuerdo de aquella entrevista. El marcado y decidido entusiasmo del nuevo Gerente que no se comportó como un directivo dogmático e intransigente sino como un compañero. Se le veía ilusionado y logró transferirnos toda su determinación. La reunión no podía terminar de otra manera que manifestando nuestro agradecimiento por la oferta, que estudiaríamos con detención y con el máximo interés, y que en breve les notificaríamos nuestra decisión.

Fue difícil reunir a todas las personas supuestamente relacionadas con el equipo directivo de CRIS-UTH para analizar la situación después de este sorprendente contacto con las más altas autoridades sanitarias de Catalunya. Consideré necesario ampliar el ámbito de la consulta. Convoqué varias reuniones. Invité a una especie de *Consejo Consultor* integrado por los antiguos Presidentes del C.R.I.S., y algunas personas de solvencia, experiencia, honradez, y autoridad indiscutible. Éstas consideraron que, si de verdad teníamos la intención de algún día llevar adelante un nuevo centro hiperbárico, no volveríamos a tener otra oportunidad como ésta. Sería insensato desoír las recomendaciones y osar enfrentarnos, como en las películas del oeste, a la amenaza del arriesgado pistolero más fuerte que nosotros.

No fue tan clara la respuesta del equipo directivo de CRIS-UTH. Fue necesario forzar el acuerdo al cual finalmente todos acabaron accediendo. Con la óptica de los años concluyo que, si bien nunca habían creído realmente en la viabilidad del proyecto, excepto mi incondicional *Josep Bohé*, en esta ocasión consideraron que valía la pena apuntarse para no quedar desmarcados en el dudoso caso de que el proyecto siguiera adelante. En los días siguientes notificamos al Sr. *Arrufat*, con copia al Departamento de Sanidad de la Generalitat de Catalunya, que aceptábamos la propuesta y que iniciaríamos las gestiones para comenzar a poner hilo a la aguja. La tarea era ardua, pero la cadena y sus eslabones estaba muy clara.

Lo primero era verificar la idoneidad de la chatarra que habíamos comprado y que esperábamos convertir en una moderna Cámara hiperbárica. La respuesta podría ser negativa y vernos forzados a decidir su desguace definitivo y estudiar la adquisición de un nuevo aparato, lo que rompería mis esquemas y sería un atentado directo a la tradicional y prudente mentalidad catalana de *aprovechar todo lo aprovechable*. Aunque no sería nada fácil. Convoqué una especie de Concurso, o Licitación, escribiendo a diez empresas especialistas en instalaciones hiperbáricas de todo el mundo, explicando a grandes rasgos los detalles de nuestra operación, y adjuntando algunas fotografías junto a referencias técnicas de la cámara que deseábamos reciclar. La mayoría de esas empresas eran europeas, incluidas dos españolas entre ellas la dirigida por el señor *Narciso Muros* de tan poco grato recuerdo (Capítulo 35 - Cámaras como setas). También una destacada empresa norteamericana así como otra aún más prestigiosa japonesa. En este primer contacto, se trataba de conocer su opinión y recibir una estimación de las operaciones que habríamos de llevar a cabo y el costo aproximado de las mismas. Fue bueno conocer el punto de vista americano y el japonés aunque sabíamos que no optaríamos por ninguna de las dos opciones.

Las respuestas no se demoraron. La visión norteamericana era tan alejada de la realidad europea y de nuestras limitadas disponibilidades que no podía ser estimada aunque sus sugerencias fueron tomadas en consideración. Algo parecido ocurrió con la oferta japonesa, aunque de menor monto pero al no tener relaciones establecidas en Europa, el coste de la operación se incrementaría de una forma excesiva.

Las alternativas europeas variaban más en su contenido y en la estrategia sugerida, que en el importe estimado. La más cara de todas ellas, como no nos sorprendió en lo más mínimo, era precisamente la empresa española, la que menos confianza nos inspiraba y cuya desafortunada tarjeta de visita habíamos tenido la oportunidad de poner a prueba en varias ocasiones. La otra empresa española rechazó con toda sinceridad la participación en el concurso argumentando –lo cual les honra– su incapacidad para hacer frente a un programa de estas características que excedía sus posibilidades. Por su racionalidad, sentido común, experiencia, conocimiento del producto, y tangibilidad de las propuestas, destacaban las ofertas de una empresa italiana y otra francesa. Entré en contacto con ambas.

Recibí respuestas casi inmediatas firmadas por personas comprensivas, profesionales razonables, con ofrecimiento desinteresado a desplazarse a Barcelona para conocer sobre el terreno las características de la cámara y del entorno en que sería aplicada. Me sentí en buena parte intimidado por la generosa disponibilidad de ambos distinguidos profesionales que no hicieron la menor referencia a condiciones económicas para realizar ese primer contacto.

En las semanas siguientes ambos se desplazaron a Barcelona. Les acompañé al almacén donde estaba almacenaba la cámara, cubierta de polvo, y más adelante les mostré el hospital de destino y el área en la cual se habría de construir el pabellón que alojaría nuestra nueva Unidad de terapéutica hiperbárica.

Las respuestas de ambos interlocutores, siempre ingenieros especializados en tecnología hiperbárica, fueron casi idénticas. La cámara era antigua y precisaba de forma ineludible una adaptación a las nuevas tecnologías y a la reglamentación europea, actualmente muy estricta, que delimita con precisión los requerimientos de toda instalación hiperbárica. Tengamos en cuenta, que durante esos años de demora se había producido el desgraciado accidente de Milán, con lo cual las normas de seguridad en instalaciones hiperbáricas habían pasado a ser extremadamente rigurosas y convertían en inutilizables los dispositivos de antiguo diseño. Tal como nos temíamos.

Ambos coincidieron en que lo único reutilizable de esos aparatos, que en ningún momento calificaron como chatarra, eran los compresores de una prestigiosa marca italiana que ofrecía todas las garantías de rendimiento eficaz para muchos años, así como los contenedores de aire comprimido que solamente necesitarían un chorreado[5] interior y una prueba hidráulica, así como el cilindro de la cámara hiperbárica propiamente dicha. Habría que eliminar todos los dispositivos –absolutamente todos– que habían sido ubicados en su interior, ninguno de los cuales cumplía las normativas actuales.

Es decir, nuestro montón de chatarra se limitaba a tres recipientes caducados, un cilindro de casi 10 metros de longitud por 2 metros y medio de diámetro que precisaría ser sometido a pruebas de resistencia y nuevas verificaciones, y dos compresores que habían superado su tiempo límite de rendimiento estimado. Ambos expertos afirmaron que todo era apto para ser reciclado y regenerado en dispositivos actualizados, eficientes, de calidad garantizada, siempre de acuerdo a la normativa europea. Era realmente un descanso escuchar esas tranquilizadoras noticias que me permitió conciliar el sueño durante tantos meses perturbado por ideas obsesivas.

Para llevar a cabo el proyecto, ambos ingenieros sugerían también la misma estrategia con dos alternativas. La primera sería desplazar a Barcelona un completo equipo de especialistas para realizar todas las verificaciones contando con la ayuda y colaboración de instituciones catalanas que podrían realizar buena parte de los acondicionamientos. Esta modalidad simplificaría el coste, pero añadiría múltiples problemas de logística, falta de experiencia en

---

[5] Se conoce como "*chorreado*" porque consiste en la proyección de grano de arena a presión para actuar como decapante del acero hasta dejar el metal a la vista habiendo eliminado todo rastro de pintura y oxidación. Esta maniobra se completa con una impregnación protectora de Zinc sobre toda la superficie chorreada.

instalaciones hiperbáricas, y requeriría una relativamente larga estancia de los técnicos italianos o franceses en Barcelona a lo largo de toda la realización del proyecto, que estimaban entre dos y cuatro meses de duración.

La segunda alternativa sería transportar los dispositivos a sus talleres centrales en Roma o en Marsella, realizar allá todas las modificaciones necesarias, tramitar las homologaciones y la marca EC de acuerdo a normativas europeas, y transportar la nueva instalación hiperbárica actualizada y rigurosa con las normativas europeas vigentes, para ser instalada en el local de destino. En esta segunda fase sería necesaria la presencia de los técnicos para acometer la fase final de puesta en servicio de la estación hiperbárica.

Después de profundas reflexiones, me pareció que la alternativa más acertada sería una opción mixta entre la primera y la segunda opción. La cámara hiperbárica propiamente dicha sería transportada al país y lugar de destino de la empresa que asumiría la responsabilidad de reciclarla y adaptarla a las normativas europeas. Los compresores y los dispositivos de reserva de aire comprimido, podrían ser reciclados en Barcelona a cargo de empresas que no conocían la tecnología hiperbárica pero estarían capacitadas para reciclar dispositivos de presión, aunque no fuesen para utilización humana en Medicina, pero que estuvieran de acuerdo con las normativas catalanas, españolas, y europeas de recipientes de presión. Una y otra empresa estaban de acuerdo con esta razonable propuesta y formularon sus presupuestos, por supuesto muy elevados, pero no superiores a lo que habíamos estimado.

La elección entre la empresa francesa *Tech-Plus* o la italiana *Sistemi Iperbarici Integrati* no era fácil. Ambas habían demostrado una superlativa profesionalidad, junto a una comprensión excelente de nuestras necesidades, así como una gran empatía personal exenta de desmesurados intereses económicos. Ambas se negaron a presentar una simple nota de gastos por su desplazamiento de Roma o Marsella a Barcelona, y la inevitable noche de estancia. Absolutamente sin comparación con las pretensiones de la empresa española.

No tengo argumentos contundentes para razonar los motivos por los que opté por la empresa francesa. La relación personal fue excelente en ambos casos. En ninguna de ellas existían conflicto lingüístico. La amabilidad y actitud personal de unos y otros fue inestimable. Pesaba solamente la mayor proximidad de Marsella frente a Roma, la mejor posibilidad de acceso terrestre, mis experiencias personales con los centros hiperbáricos marselleses, y el convencimiento de que las necesarias relaciones en el futuro estarían también marcadas por estas leves ventajas, siempre sin desmerecer en lo más mínimo la alternativa italiana. La decisión estaba tomada. Faltaba sólo unificarlo, negociar las condiciones, el precio final, la forma de pago, el calendario, y el modo de traslado a sus instalaciones.

Es difícil precisar cuál es el precio de una instalación hiperbárica. Cuando es ineludible, suelo utilizar dos comparaciones a mi criterio muy aclaradoras.

- ¿Cuánto cuesta una cámara hiperbárica?

- Más o menos como un aparato de Rayos X.

- ¡Pero esto es muy variable! Hay aparatos muy sencillos y otros enormes que ocupan todo un edificio.

- Exactamente, así es.

En la mayor parte de los casos, el interlocutor comprende la insensatez de la pregunta y la necesaria ambigüedad de la respuesta. Si la incómoda conversación continúa, utilizo entonces una segunda metáfora.

- ¿Cuál es el precio de una cámara como la vuestra?

- Como un coche, pero con un cero detrás.

- ¿Diez veces más cara que un coche?

- Así es, más o menos.

- Pero entonces depende del coche, de la marca, y del modelo.

- Exactamente. Lo vas entendiendo.

- Es muy diferente si el coche es un utilitario de dos plazas o un Ferrari.

- Cierto. Es una comparación muy acertada. Todos tienen cuatro ruedas y un volante para marcar la dirección, y te llevan a donde quieras. Si te sirve de orientación, nosotros no tenemos un *Citroën-dos-caballos* ni tampoco un *Lamborghini*. Tenemos un *Mercedes*, o un *Volvo*, o un *BMW*.[6]

Llegado este punto, la conversación suele interrumpirse y el interlocutor puede haberse formado una idea del coste de un Centro de Medicina Hiperbárica. Al precio del automóvil habría que añadirle los seguros, las revisiones, los recambios, y el combustible. Como nosotros. Casi igual.

El coste de nuestra operación era obviamente elevado; hasta varios centenares de miles de euros, aunque con hábiles pero duras negociaciones el precio final fue significativamente reducido. A pesar de esto, el importe de la operación era unas 25 veces más alto de lo que costó la adquisición de la cámara hiperbárica con todos sus accesorios. No obstante, esta elevada cifra se mantuvo todavía por debajo del coste de adquisición de una cámara nueva de las mismas características. No olvidemos que convertimos un montón de chatarra en un dispositivo ultramoderno y plenamente operativo. A todo esto, habría que añadir el importe de las instalaciones complementarias y deducir los honorarios del diseñador del proyecto (un servidor de ustedes) que, aunque no fuese ingeniero, asumió la plena dirección de cada fase, por lo cual no percibió ni un solo céntimo de compensación económica.

---

[6] El lector debe excusar la utilización de estas marcas comerciales. Podríamos reemplazarlas por un *Fiat*-600 y un *Ferrari*, o compararnos con un *Peugeot*, un *Alfa-Romeo*, o un *Audi*.

El sábado 9 de agosto de 2009, una empresa francesa de transporte pesado recogió nuestra vetusta cámara hiperbárica, cubierta de polvo, desde el almacén en la calle Besalú de Barcelona donde había permanecido más de 10 años, para transportarla al área portuaria de una pequeña población cerca de Marsella, Francia, y depositarla en los talleres de una empresa especializada en la construcción de plataformas petrolíferas y complejos hiperbáricos de alta tecnología.

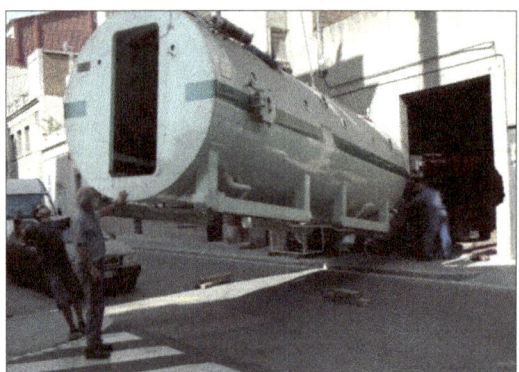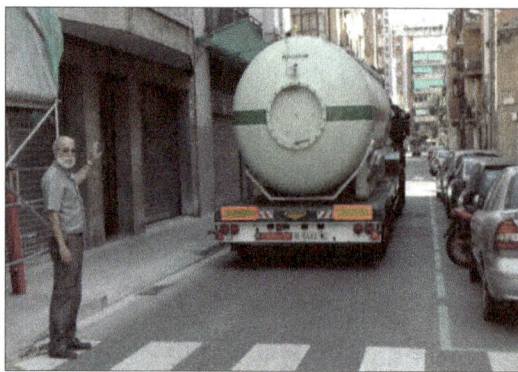

10 de agosto de 2009. Nuestra cámara iniciando el viaje desde el almacén de Barcelona, donde estuvo guardada durante años, hacia la población de Bandol, cerca de Marsella, Francia.

El acuerdo era que ellos se llevarían nuestra cámara, adquirida por aquella sociedad médica española en 1994 como "*el último grito*" en ese momento, pero actualmente fuera de normas. La empresa realizaría todo lo necesario, a su criterio, para incorporarle dispositivos y accesorios modernos y nos la devolvería al cabo de unos meses adaptada a las normas europeas en vigor y con la marca **EC** como instrumento de presión y dispositivo médico-sanitario homologado para el siglo XXI.

Mientras tanto, nosotros realizaríamos las gestiones necesarias para adaptar el espacio cedido por el nuevo Hospital para construir un moderno Centro de Medicina hiperbárica en el cual se depositaría la cámara cuando la empresa francesa hubiera terminado el compromiso adquirido. Sin olvidar que además del dispositivo presurizable, una instalación hiperbárica contiene multitud de accesorios e instrumentos complementarios de complejidad similar o superior, que ocupan más espacio que la propia cámara hiperbárica. Es otra de las razones por las que, desde el punto de vista económico, corresponde a la cámara solamente el 10% o el 15% del precio final.

Sería tedioso explicar las anécdotas y multitud de inconvenientes que surgieron con ingenieros y arquitectos que pretendían aplicar procedimientos habituales en construcciones sanitarias pero que no permitirían llevar a cabo las medidas específicas que requiere una instalación neumática de presión elevada. Fueron largas y tensas discusiones con técnicos de mantenimiento, instaladores, supuestos expertos en seguridad, y multitud de especialistas cuya competencia no pongo en duda, con la misma rotundidad con que afirmo sus escasos conocimientos de tecnología de presión.

Paralelamente, entramos en contacto con varias empresas a las cuales encargamos una parte concreta de nuestro futuro centro hiperbárico. A título de ejemplo, la inmediata respuesta de una conocida compañía de instalaciones neumáticas y nuestra réplica, sirve de ejemplo del diálogo mantenido con las entidades especializadas con las que entramos en contacto.

– No podemos hacerlo porque nosotros no tenemos experiencia en cámaras hiperbáricas y ni tan sólo sabemos cómo funcionan.

– No se preocupen. No necesitamos que tengan ustedes experiencia en cámaras hiperbáricas. Nosotros sí la tenemos y conocemos muy bien las instalaciones de alta presión. Lo único que necesitamos es que construyan una conexión neumática, de acero inoxidable, que resista una presión de 15 kg por centímetro cuadrado (kg/cm^2) y que comuniquen estos puntos concretos del sistema. El resto es cosa nuestra.

Solían ser reacios al principio, pero, como norma general, una vez entendieron cuál era su cometido –importante pero sólo parcial– las relaciones con todas esas empresas fueron satisfactorias. Se lo tomaron con espíritu deportivo y les gustaba entrar en una nueva faceta desconocida para ellos. Sabían que, en su propio interés, esto les proporcionaría una nueva imagen de modernidad y podría abrirles las puertas a un nuevo mercado.

La conversación anterior puede aplicarse a las empresas comercializadoras de compresores de alta, media, o baja presión[7], fabricantes de filtros, instaladores de conductos neumáticos, exhaustadores, válvulas de seguridad, sistemas anti-incendio, fabricantes de mirillas de metacrilato, todo con los accesorios necesarios en diversas partes del sistema hiperbárico.

Los conflictos con algunos técnicos estuvieron a la orden del día. La mayoría acabaron reconociendo su falta de conocimientos en técnica hiperbárica y adoptaron una actitud colaboradora en el desarrollo de ese proyecto en el cual, digámoslo por su nombre, estaban aprendiendo mucho. Dentro de esta amalgama de anécdotas conflictivas, hay tres que merecen ser citadas dentro de una *Antología del disparate* o fantasía hiperbárica del humor negro.

1.- LOS GRANDES EXPERTOS EN EXTINCIÓN DE INCENDIOS. Al comienzo de la instalación de los dispositivos auxiliares, entre ellos el mecanismo semiauto-mático de extinción de fuego dentro de la cámara, los técnicos en instalaciones neumáticas, me avisaron de que el encargado de los servicios de seguridad del Hospital había ordenado interrumpir la instalación del dispositivo antiincendios[8]. Consideraban que era necesario disponer de un contenedor de líquido apagafuegos de tamaño y volumen varias veces superior al de la cámara

---

[7] En el lenguaje coloquial, a menudo estos conceptos se confunden. Baja presión significa hasta 15 kg por centímetro cuadrado. Alta presión es aplicable a valores superiores a 100 kg/cm^2. Los límites de la Media presión son un poco ambiguos. Recuérdese que la presión de hinchado de los neumáticos de automóviles, cuyo estallido provoca a veces accidentes fatales, suele ser entre 2 y 3 kg/cm^2.
[8] Véase el Capítulo 43 titulado ¡FUEGO!.

hiperbárica propiamente dicha. Esto significa que deberíamos tener otro recipiente de un volumen mucho mayor que no formaba parte del diseño inicial y que era imposible ubicar puesto que no disponíamos de espacio. Sin embargo, todo era una *disparatada orden* fruto de la ignorancia. Fue necesario mantener una entrevista directa con un técnico excesivamente arrogante, una de esas personas que se otorgan la ciencia infusa, quien a medida que la conversación avanzaba fue cambiando de actitud hasta esconder el rabo entre las piernas, pero sin reconocer nunca sus errores. Sus exigencias serían válidas en instalaciones abiertas como hospitales o edificios convencionales, pero cuando se trata de un lugar confinado y hermético, el fuego se autoextingue una vez ha consumido todo el oxígeno del interior con lo cual la llama se apaga por sí sola. Es de absoluta lógica de acuerdo a principios de física elemental y mínimo conocimiento sobre la dinámica de los incendios.

Los dispositivos semiautomáticos de extinción en medio hiperbárico tienen como objetivo atenuar el poder de expansión de la llama, disminuir la temperatura de los metales, evitar la formación de gases tóxicos y facilitar la supervivencia de los ocupantes de la cámara en esa trágica situación. Como ya debe haber quedado claro, no se trata de apagar la llama puesto que ésta se autoextinguirá en unos segundos. No es necesario disponer de un gran recipiente de agua sino que lo fundamental es garantizar que la aspersión se realice de forma automática y siempre a una presión superior a la que esté presurizada la cámara en cada momento. Puede parecer complejo, pero en realidad es muy sencillo; o bastante sencillo. Como siempre, sólo es necesario que esté diseñado por una marca especializada que conozca bien la circunstancia para la cual se ha concebido. Unos meses más tarde, los mismos expertos diseñaron el Plan de evacuación de la Unidad de terapéutica hiperbárica. Antes de realizar el primer simulacro advertimos que los circuitos de evacuación estaban mal diseñados y conducían a un rincón sin salida. Fue necesario presentar una reclamación y poner la evidencia en conocimiento de la Dirección del hospital. Ya sabemos que esos expertos nunca reconocen sus errores, y tuvimos que modificar los circuitos manualmente por nuestra cuenta.

2.- IGNORANCIA DE LAS MÁXIMAS AUTORIDADES EN INSTALACIONES DE PRESIÓN. De la larga conversación –en realidad debería decir discusión– con el encargado de la Dirección de Industria en Barcelona, sólo merece la pena recordar la anecdótica y rocambolesca escena final. Habían planteado todo tipo de problemas para la regularización de la nueva instalación hiperbárica. Estábamos preparados para ello, y uno tras otro resolvimos los inconvenientes que nos planteaban, la gran mayoría fruto de su ignorancia. Hasta que llegó la fase final cuando todo el proyecto estaba finalizado y pendiente solamente de legalización. Teníamos sobre la mesa los detalles técnicos; unas 200 hojas mecanografiadas, realizadas por la empresa francesa *Tech-Plus*. Aun y así, el súper-experto exigía una homologación española. No servía de nada recordarle que desde unos 20 años antes España formaba parte de la Unión Europea y por tanto las normativas de los ingenieros franceses tenían la misma validez que los nacionales. Por prudencia, evité mencionar que ellos eran muchísimo más expertos que los ingenieros locales. Fue todo inútil. Mantuvimos con el gran experto la siguiente conversación, con palabras casi exactas.

– Tienen ustedes que traerme un proyecto firmado por una empresa catalana especialista en cámaras hiperbáricas.

Me limité a mirarle a los ojos y me esforcé en mantener fija esa mirada en completo silencio. Siguieron unos interminables 20 segundos. El experto cambió ligeramente de expresión.

– ¿No hay ninguna, verdad?

– No señor. No hay ninguna.

– Pues entonces tienen que presentarme un proyecto firmado por una empresa especialista en instalaciones neumáticas que tenga experiencia en cámaras hiperbáricas.

Nueva pausa y nueva mirada fija y penetrante.

– ¿Tampoco hay ninguna?

– No señor. No hay ninguna.

Siguió otro largo silencio.

– Bueno, pues tráigame su proyecto firmado por cualquier empresa catalana especialista en instalaciones neumáticas.

Esta vez el silencio obedeció a mi resistencia argumentar aquello que me parecía obvio pero que sin duda hubiera sido ofensivo proclamar. Esto es lo que debería haberle dicho.

– Las empresas de instalaciones neumáticas tienen un compromiso de responsabilidad mucho más alto que el de ustedes que son simples burócratas. Nadie aceptará firmar un proyecto que no haya sido diseñado y verificado por ellos mismos. Si ustedes fueran mínimamente competentes y responsables ya deberían saberlo.

Pero esta frase –repito– no fue pronunciada más que en mi subconsciente y, si bien a estas alturas ya había aprendido arrancar los pocos pelos que me quedaban en la lengua, la necesidad de mantener el proyecto recomendaba evitar unas afirmaciones, justificadas y exactas, pero que podrían desencadenar una reacción hostil y bloqueante. Opté por formular una proposición más ecléctica

– Facilíteme por favor la lista de empresas con las cuales ustedes tienen buenas relaciones y de las que aceptarán un proyecto.

Una vez esta relación obró en nuestro poder, el siguiente paso era contactar con alguna de estas empresas y rogarles que aceptasen firmar un proyecto realizado por ingenieros franceses de la más alta capacidad técnica y probada responsabilidad, a quienes podrían consultar si fuera necesario. Convencerles para llevarlo a la práctica, significaba que harían suyos los 220 folios del informe de *Tech-Plus* y los 30 adicionales de mi introducción sobre las características de la instalación que se realizaría en nuestro hospital, a lo cual podrían añadir todo lo que considerasen conveniente, unos 10 folios más. Al final autentificarían y firmarían el proyecto como si fuera suyo. Para lo cual, y por supuesto, adjuntaron una factura de 10.000 €. El mejor negocio de su vida.

Finalmente, el 15 de marzo de 2010, un camión de transporte pesado apareció por la avenida *San Martí de l'Erm* de *Sant Joan Despí* con una voluminosa carga de aspecto desconocido para los curiosos que se detenían a observarlo. Era nuestra nueva y flamante cámara hiperbárica, homologada, con marca EC autentificada como instalación hiperbárica nueva, y con sello EC como dispositivo médico certificado, a punto de ser instalada en el pabellón, a medio construir, que albergaría nuestra flamante *Unidad de terapéutica hiperbárica*.

3.- BRILLANTE ARQUITECTURA A LA MEDIDA. Ya habíamos descubierto en los días anteriores la tercera e increíble anécdota fruto de la incompetencia de las personas más arrogantes, presuntuosas, y cerrilmente ignorantes con las cuales no habíamos podido evitar entrar en contacto.

Casi todos los Centros hiperbáricos del mundo han adoptado una sencilla modalidad arquitectónica. Cuatro paredes consistentes, reforzadas si es necesario con pilares de carga, y un techo técnico fácilmente movilizable. Esta estructura permite con sencillez la introducción, o la retirada, de material pesado, como compresores, contenedores de gases, o la propia cámara hiperbárica. Sólo es necesario una grúa de alto tonelaje que realizará la operación sin problemas. Es sencillo y de toda lógica. No obstante, los servicios técnicos del CSI decidieron adoptar un diseño propio con un sólido techo apoyado en múltiples pilares que dejaban escasas aberturas por donde debía introducirse el material pesado. Fueron inútiles todas nuestras advertencias. El edificio era suyo y diseñarían todo el complejo a su criterio. Sólo tuvimos la alternativa de esperar resignados y preparados para los disgustos que, indefectiblemente, se avecinaban.

Una vez las cuatro paredes principales y las paredes esenciales de nuestro futuro centro estuvieron levantadas, tuvimos las precauciones elementales de verificar todas las medidas. Con sorpresa y con espanto, comprobamos que la puerta de acceso era de dimensiones inferiores al diámetro de la cámara hiperbárica. El resultado sería que la cámara no podría entrar por la puerta habilitada expresamente para esta función. ¿Habría que cambiar la cámara? ¿O habría que cambiar el edificio? Encontramos una solución intermedia. Aprovecharíamos el edificio, para lo cual fue necesario derrumbar algunos de los tabiques para que la cámara pudiera ocupar el lugar diseñado específicamente para ella. La operación sería mucho más complicada de lo previsto y requirió la actuación combinada de dos grúas de alto tonelaje. La operación, ahora mucho más compleja, se prolongaría un par de horas más y el lector puede hacerse una idea del coste implícito a la utilización de dos grúas de esas características, durante cinco horas, en lugar de las tres que estaban previstas con una sola grúa. No, no lo han acertado. Costó mucho más. No obstante, uno de los recuerdos agradables y enormemente impresionantes, fue la profesionalidad de esas empresas de transporte pesado que realizaron una operación de relojería manteniendo distancias, movimientos y operaciones milimétricas pero con un artefacto que pesaba 10 toneladas. Fue espectacular, digno de estudio y de admiración. Toda la operación fue videofilmada. Les recomiendo visualizarla desde la página web de CRIS-UTH.

Hacia la parte final de la operación, se produjo la tercera anécdota protagonizada por aquel joven arquitecto, prepotente, personalista, y excesivamente prendado de sí mismo. Una vez las grúas habían superado las barreras arquitectónicas, y la cámara estaba a punto de ser depositada en el lugar hecho a medida que le correspondía, inesperadamente el inefable experto profirió unos gritos ordenando la interrupción de la maniobra. La quincena de personas que estábamos observando, y filmando o fotografiando, toda la operación, quedamos francamente alarmados e intrigados por saber qué nuevo problema estaba ocurriendo. El arquitecto mantuvo una larga conversación desde su teléfono móvil, no sabemos con quién. Al cabo de unos minutos alguien de su equipo nos sacó de dudas. El gran experto estaba consultando con su estructuralista si el piso resistiría el peso de la cámara hiperbárica.

Quedamos todos fascinados y profundamente admirados por la sagacidad y prudencia de ese superexperto arquitecto que, unos minutos antes de depositar la cámara, había tenido la precaución de consultar si el edificio construido expresamente para albergarla resistiría su peso. Después de una interminable espera, con la cámara suspendida de la grúa, con gran admiración de todos los presentes, el erudito técnico con triunfal autoridad permitió proseguir la operación. Le habían confirmado que, efectivamente, el piso resistiría ese peso. Nos abrazamos celebrando su experiencia, contuvimos las lágrimas de emoción y, sobre todo, alabamos su erudita previsión que nos dejó a todos anonadados.

La operación siguió su curso y al cabo de unas cinco horas, aproximadamente, la cámara hiperbárica ocupaba por fin el lugar previsto aprovechando un desnivel de superficies que intencionadamente se había diseñado con la finalidad de que el plano de la puerta quedase al mismo nivel que la planta de acceso para facilitar el acceso de camillas y pacientes en silla de ruedas. Téngase en cuenta que la cámara es cilíndrica y el nivel de la puerta está unos 40 cm por encima de la parte más baja del cilindro. Todo había sido advertido y la edificación había sido construida teniendo en cuenta estos requerimientos. En realidad debo decir que eso es lo que suponíamos y esperábamos.

La siguiente anécdota, y correspondiente sorpresa, fue que una vez la cámara hiperbárica estuvo depositada en su lugar había una diferencia de 20 cm con el nivel del piso que debería estar alineado con la apertura del cilindro, tal como estaba especificado con claridad en los planos del edificio y de nuestra unidad. Se trataba de otro brillante logro de aquel joven y prometedor arquitecto, adornado con su especial carácter, que desencadenó la animadversión de todos y cada una de las personas que intervinieron en la instalación. Fueron necesarias nuevas grúas para levantar toda la cámara sobre el plano en que se aposentada e introducir apoyos de las medidas adecuadas. Corregida la anomalía –lo cual fue costoso y nada fácil– una vez instalada la cámara con otra lamentable demora, afortunadamente nunca más tuvimos la desagradable necesidad de tratarle de nuevo[9].

Cuando unas semanas más tarde, con todos los problemas solventados, entre risas y carcajadas, comentamos la operación con otros compañeros del hospital, me explicaron, que en la instalación del *Escáner*, el sofisticado equipo de *Tomografía axial computarizada*, había ocurrido la misma anécdota. A pesar de haberles facilitado los planos estructurales del dispositivo, con detalle de accesorios, pesos y medidas, cuando por fin llegó el momento de instalarlo en una zona construida exprofeso, el aparato no pasaba por la puerta de la unidad levantada a su medida. También fue necesario derribar la pared frontal.

Siguieron varios meses de intenso trabajo y dura labor. Era preciso adaptar todos nuestros dispositivos a una moderna Cámara hiperbárica que no se parecía en nada aquella que habíamos almacenado durante años en el almacén de la calle Besalú, en Barcelona. En lugar de los 5 pequeños ojos de buey alineados en un sólo costado, nuestro nuevo dispositivo contaba ahora con 10 ventanillas, de 35 cm de diámetro, repartidas en ambos lados, más dos tapas técnicas en previsión de futuras necesidades. El panel de mando no estaba adosado al cilindro, sino que se mantenía a una cierta distancia que permitía un acceso más cómodo y un diseño ergonómico. Todos los instrumentos eran nuevos, motorizados, y digitalizados, de forma que la cámara podía controlarse de forma manual, electrónica, o informática.

Ya no eran necesarias las cámaras de video exteriores colocadas a través de pequeñas mirillas, sino que un dispositivo central interno, apto para presión, permitía cinco visiones diferentes del interior de la cámara, conectados a unas cámaras IP que, por consiguiente, permitían la visualización e incluso la comunicación no solamente fuera de la sala de operaciones sino desde cualquier lugar del mundo, protegido naturalmente con filtros y salvoconductos por razones de seguridad y confidencialidad.

El dispositivo semiautomático de extinción de incendio estaba acoplado al sistema de emergencia y activaría la aspersión interna de agua presurizada y micronizada con la finalidad de extinguir de inmediato el fuego, refrigerar el habitáculo, y frenar la emisión de gases tóxicos.

---

[9] Es comprensible la incredulidad del hipotético lector en relación a las tres anécdotas que he descrito. Garantizo que tanto la del técnico de Industria, como la del experto en incendios, y las dos del arquitecto, son absolutamente fidedignas.

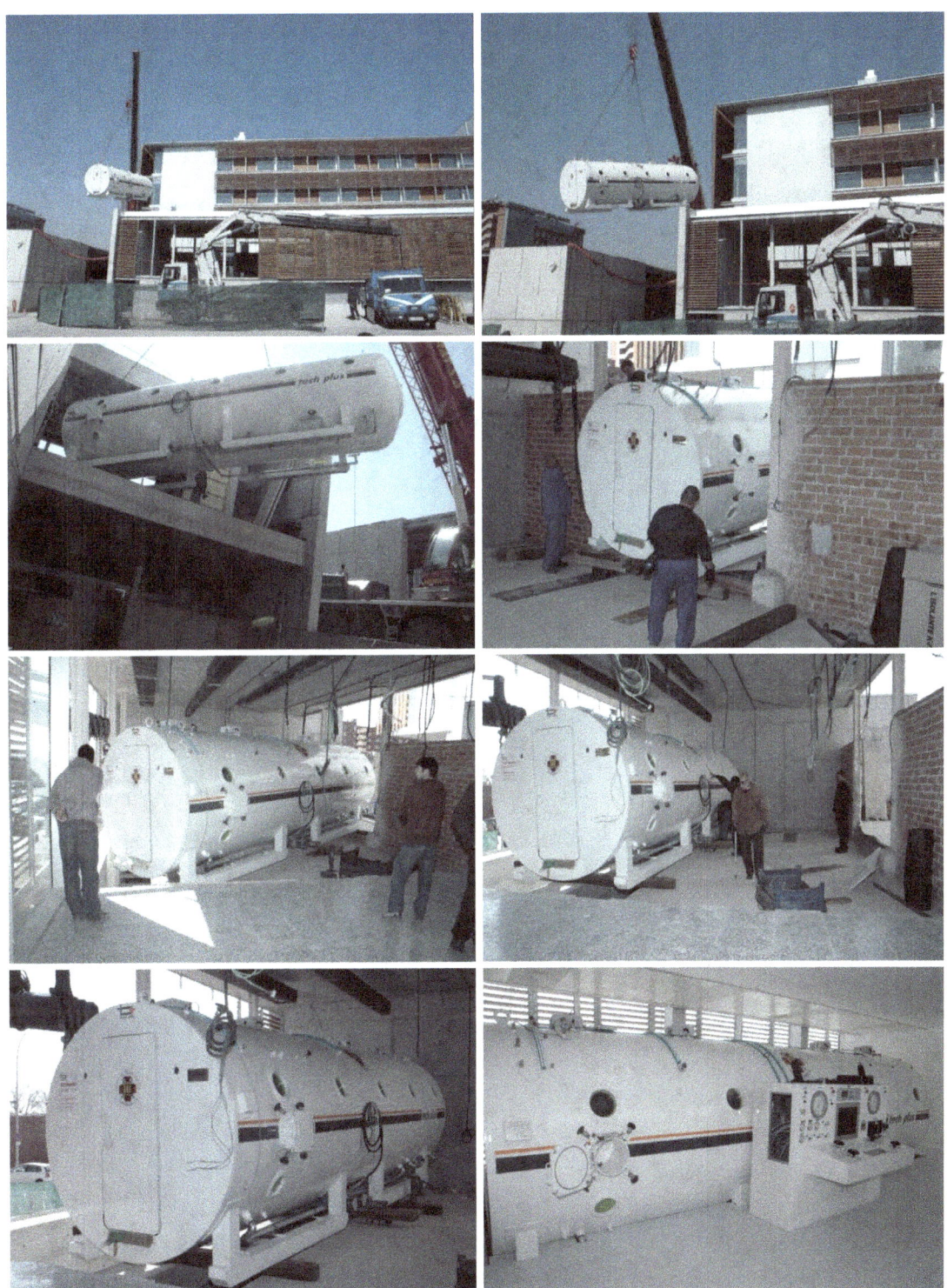

15 de marzo de 2010. Secuencia del traslado de la nueva cámara hiperbárica a su ubicación actual en el Hospital Moisès Broggi de Sant Joan Despí, Barcelona.

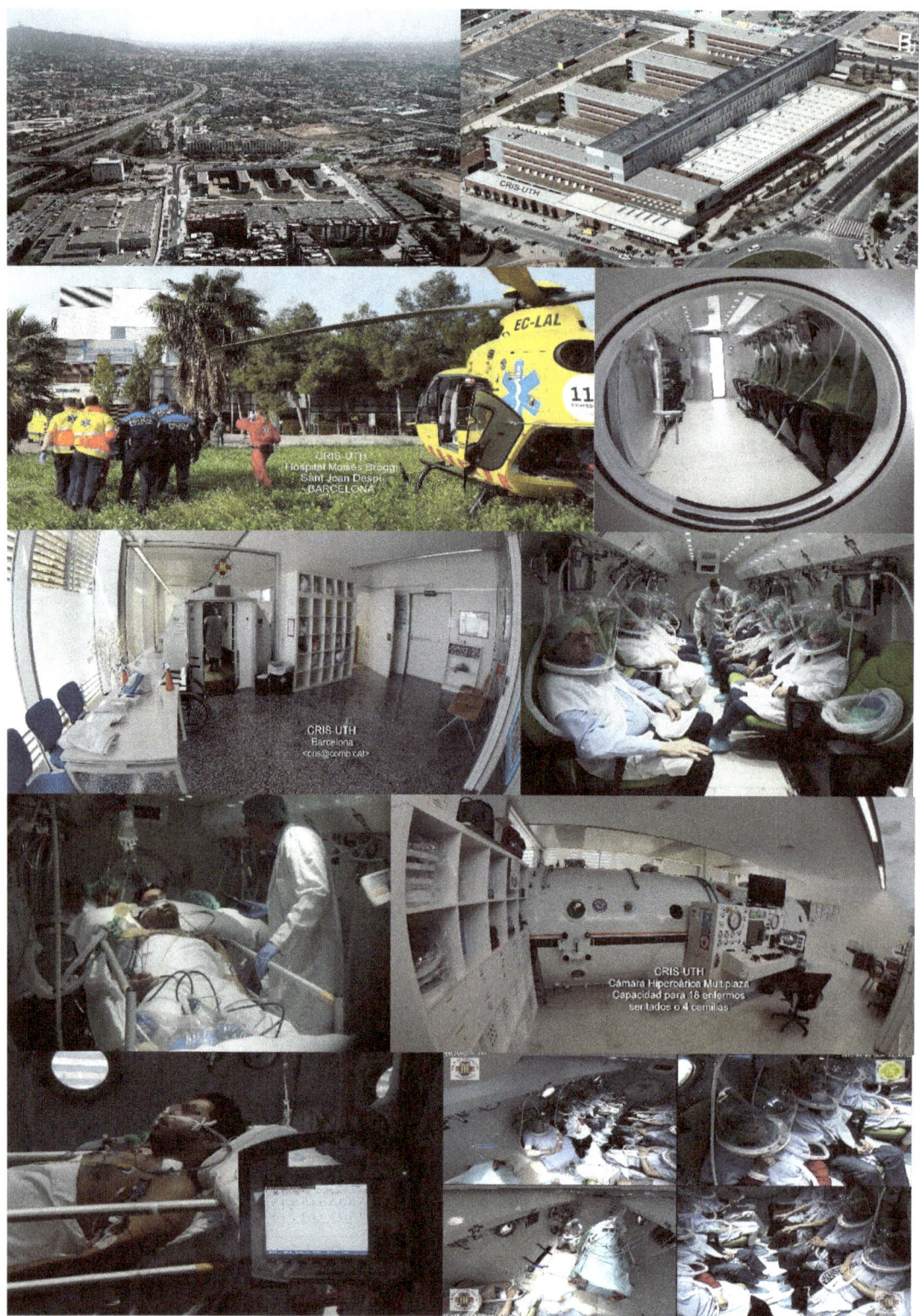

Imágenes actuales de la Unidad de terapéutica hiperbárica de CRIS-UTH ubicada en el
Hospital Moisès Broggi de Sant Joan Despí, Barcelona.

Siguiendo normativas internacionales actualmente obligatorias, nuestra cámara disponía de un sistema de descompresión de emergencia que la despresurizaría de forma automática en ausencia de un operador de cámara que, en el contexto de una emergencia catastrófica, podría estar accidentado o incapacitado para manipularla[10].

Por fin disponíamos de un dispositivo de alta tecnología, con marcado EC reconocido como instalación hiperbárica nueva, a partir de un cilindro de presión reciclado de acuerdo a las recomendaciones de aprovechamiento y reutilización de dispositivos no obsoletos. Sólo aprovechamos la estructura del recipiente de presión y todos los demás dispositivos, absolutamente todos, eran de nuevo diseño. Se podría hacer una paráfrasis de la inelegante frase popular que se utiliza en ocasiones similares diciendo que esta cámara "*no la conocería ni el ingeniero que la diseñó[11]*".

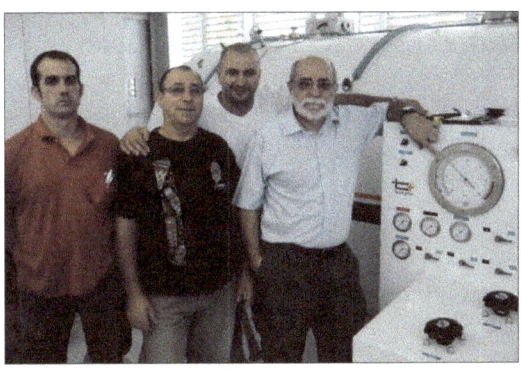

Instaladores y técnicos, junto al autor, en el momento de presurizar por primera vez la nueva cámara hiperbárica a 3 atmósferas absolutas.

El 10 de junio de 2010, sobre las cinco de la tarde se realizó la primera presurización a 3 atmósferas absolutas y acto seguido, con las debidas precauciones, a 6 ATA o sea a la presión equivalente 50 m de profundidad. Se verificaron todos los sistemas y, al margen de las autorizaciones legales emitidas con meses de antelación, concluimos que la cámara estaba en condiciones de comenzar a trabajar. A pesar de todas las previsiones, hubimos de esperar todavía un mes y medio en espera de la superación de los contratiempos alternativos que de forma repetida nos planteaban los representantes del Departamento de Industria haciendo gala de su escaso conocimiento de la tecnología hiperbárica.

Al final de un agotador y enervante período de espera, el 29 agosto de 2010 cuatro enfermos en tratamiento por enfermedades crónicas desde hacía semanas, tuvieron el curioso privilegio de recibir la última sesión de oxigenoterapia hiperbárica en la vieja cámara hiperbárica instalada en el hospital de la Cruz Roja de Barcelona.

Los mismos enfermos, al día siguiente 30 de agosto de 2010, fueron los primeros pacientes reales en recibir tratamiento en la nueva Unidad de terapéutica hiperbárica de CRIS-UTH instalada en el Hospital *Moisés Broggi*, en la localidad de *Sant Joan Despí*, a 2 km al sur de la ciudad de Barcelona. Empezaba una nueva y prometedora época cargada como la anterior de verdaderas incógnitas y sorpresas.

---

[10] En el argot técnico, estos mecanismos se conocen como Dispositivo de "*camarista muerto*".

[11] La frase oriunda debería ser "*… ni la madre que la parió*".

Protagonizamos grandes satisfacciones por el placer y orgullo de haber conseguido esa difícil empresa que nos pareció muchas veces irrealizable. Convertimos aquel montón de chatarra en una moderna cámara hiperbárica multiplaza homologada, registrada, y timbrada como instalación hiperbárica nueva de acuerdo a la legislación europea. En el momento de finalizar este capítulo, más de diez años más tarde, toda la Unidad ha precisado nueva recertificación periódica de acuerdo a las normativas europeas de seguridad y control de calidad, que nos habilitan para seguir utilizándola a pleno rendimiento por otro período de 14 años, es decir, hasta 2035, en que podrá ser renovada si sigue siendo la opción más adecuada.

Sin embargo, y de cualquier forma, los más importante fue que disponíamos de un magnífico instrumento para mejorar y ampliar nuestras prestaciones y ofrecer a nuestros enfermos mayores y mejores expectativas terapéuticas. No imaginábamos en ese momento que sufriríamos también otras experiencias inesperadas y amargas fruto de conflictos externos que ni tan solo hubiéramos podido imaginar. Vivimos antes, durante, y después, momentos de extrema tensión protagonizando en todo momento nuevas HISTORIAS DE ALTA PRESIÓN de signo diferente.

MORALEJAS DE ESTE CAPITULO :

— No somos tacaños. Rentabilizar el esfuerzo y reaprovechar todo lo aprovechable es una de nuestras principales características.
— Un traje a medida será siempre más cómodo que el de confección adquirido en un establecimiento comercial. Pero a diferencia de este ejemplo, una cámara hiperbárica hecha a medida será siempre más barata que otra adquirida a un fabricante que la diseñó a su manera.
— Nuestro proyecto artesano de diseño y de utilización ha sido ampliamente copiado en todo el país.
— Pulularon con rapidez falsos expertos que se atribuyen competencia y experiencia sobre esta materia tan especialzada que a duras penas conocen superficialmente.

LECTURAS RECOMENDADAS :

— Capítulos 35 (El nuevo mapa hiperbárico) y 43 (¡Fuego!) de este libro.
— Hyperbaric Facility Safety. Wilbur T Workman. Best Publishing Company, 1999.

ILUSTRACIONES :

— Videofilmaciones del traslado e instalación de la cámara hiperbárica de CRIS-UTH en el Hospital Moisès Broggi de Sant Joan Despi, Barcelona, el 15 de marzo de 2010. Resúmenes en 2, 5, 10, 15, y 40 minutos. Disponibles en <http://www.cris-uth.cat>

6 de agosto de 2021
(Revisado por última vez el lunes, 18 de diciembre de 2023)

Epílogo

Aquí termina, estimado lector o lectora, esta selección de algunas HISTORIAS DE ALTA PRESIÓN relacionadas con el desarrollo de la Medicina hiperbárica en nuestro país.

Si le ha interesado esta segunda entrega, tal vez le guste leer la obra completa, centrada en relatos sobre el desarrollo de la Medicina subacuática e hiperbárica, basada en las experiencias que le hemos contado.

En el primer volumen, de unas 300 páginas y 80 fotografias, se expone el período de *Gestación* de la Especialidad. En el segundo, de menos capítulos pero mayor número de páginas e lustraciones, se desarrolla la *Consolidación* de CRIS-UTH como Centro de Medicina hiperbárica de alto nivel, bien establecido en la red sanitaria pública, y con sólidos contactos a nivel internacional. Varios capítulos se desarrollan en otros países, como Argentina, Estados Unidos, Rusia, Serbia, y China, entre otros.

Existen algunas historias cuyo recuerdo no es agradable puesto que ponen de manifiesto el juego sucio y la actitud poco transparente de personas e instituciones celosas del impulso y compromiso internacional de CRIS-UTH. El escaso nivel académico de ciertas sociedades científicas, confiere un sabor agridulce a algunos relatos. No es agradable recordarlo, pero es necesario no ignorarlo. Los hechos son tan reales como auténticos y se presentan confirmados con nombres, fechas, testigos y documentos. Merecen formar parte del conjunto multicolor de estas HISTORIAS que combinan la elevada PRESIÓN implícita a nuestra actividad profesional, con la ALTA PRESIÓN a que hemos estado siempre sometidos, muy a nuestro pesar.

.

EL AUTOR
Octubre de 2023

ÍNDICE DE ILUSTRACIONES

Índice de ilustraciones

Índice de ilustraciones

Índice de ilustraciones

INDICE ONOMASTICO

Índice onomástico

INDICE GENERAL TEMÁTICO

*Los acrónimos CRIS, C.R.I.S. o CRIS-UTH
no se relacionan en este índice
porque aparecen en muchos capítulos de forma repetida*

SUMARIO Y RESUMEN
Volumen 1
GESTACIÓN

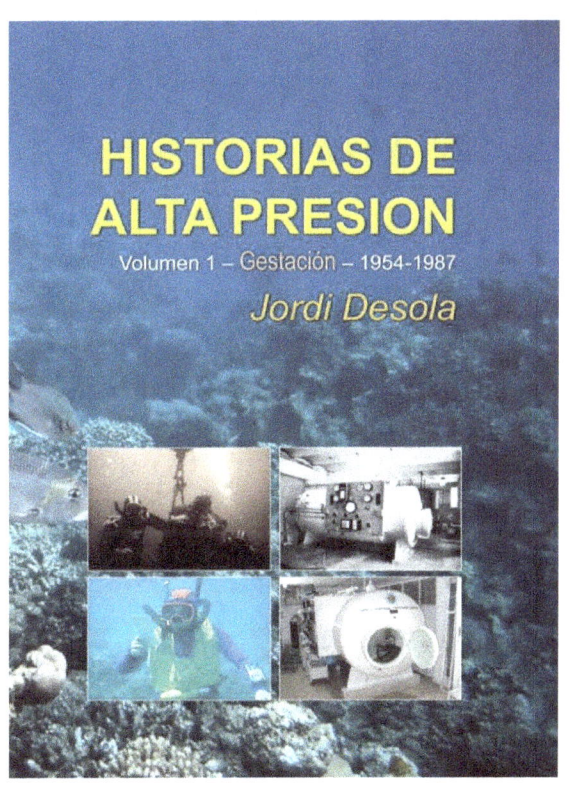

HISTORIAS DE ALTA PRESIÓN
SUMARIO - VOLUMEN 1
Gestación
1954–1987

Prólogo

Prefacio - Procedimientos - Recomendaciones
Abreviaciones
Sumario
Resumen

HISTORIAS DE ALTA PRESIÓN
RESUMEN - VOLUMEN 1
Gestación

1. **EL PRIMER CONTACTO** – *Predestinación o vocación innata*

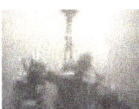
Fundación del Centro de Recuperación e Investigaciones Submarinas (C.R.I.S.). Historia, actividades, anécdotas e incidencias. Personajes históricos. Motivación. Sorpresas, dudas, temores. Observaciones anecdóticas que parecían inalcanzables. Inicio de una trayectoria vocacional o innata. Temores. Realizaciones.

2. **LA GRAN SORPRESA** – *El I Congreso Nacional de Medicina del buceo*

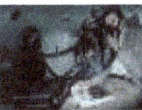
En la primavera de 1975, se celebró el Primer Congreso Nacional de Medicina del Buceo. Fue una gran sorpresa. Existía por tanto un grupo de estudio al cual se atribuía un nivel elevado toda vez que celebraban un Congreso. Todos los nombres eran españoles, casi desconocidos, pero que corresponderían a personas prestigiosas.

3. **BUCEAR NO ES DIFÍCIL** – *El curso de buceo con escafandra*

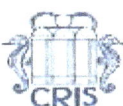
Era un local modesto, con mucha actividad. Unas vitrinas llenas de trofeos, fotografías de actividades submarinas, placas, condecoraciones, una pequeña sala en la cual alguien estaba impartiendo una conferencia, o posiblemente un curso. Cierto ajetreo de personas que entraban y salían. Pero todos eran gente normal.

4. **FOMENTO DE LA IGNORANCIA COLECTIVA** – *No hay nada, nadie sabe nada de nada*

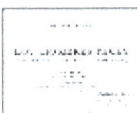
Al solicitar recomendación sobre algún libro en el cual pudiera encontrar información especializada, la respuesta era que no existían publicaciones especializadas, que no encontraría nada en las librerías, y que solamente la gran experiencia de un selecto grupo de expertos era la única vía válida en caso de duda o consulta.

5. **INVESTIGACIÓN AL ALCANCE DE TODOS** – *La Operación Asclepios*

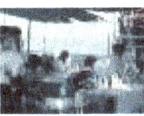
Se trataba de una prueba que beneficiaría de forma colectiva a todos los buceadores e incrementaría nuestro conocimiento sobre los efectos de la inmersión en el cuerpo humano. Necesitábamos 60 voluntarios para el martes 27 de septiembre de 1977. Obtendrían un completo análisis de sangre junto a la valoración de su comportamiento en inmersión.

6. **UNA OPORTUNIDAD PERDIDA** – *Reuniones de la CMAS*

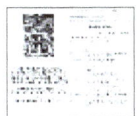
Se hablaba de una institución muy importante: la Confederación Mundial de Actividades Subacuáticas. La institución que engloba los expertos de todo el mundo. Su representante en España era la Federación española de actividades acuáticas. Sería una excelente oportunidad para aprender de los grandes especialistas de la CMAS.

7. **EL DURO CONTACTO CON LA REALIDAD** – *El primer accidente grave*

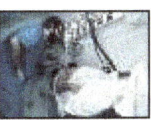
Cuando un buceador hace mal un Escape Libre se puede provocar un estallido pulmonar que puede ocasionar la muerte inmediata del accidentado, o si éste sobrevive puede provocar desgarros pulmonares y, lo que es más grave, la entrada de aire en la circulación provocando el fenómeno de embolia gaseosa, es decir aire dentro de la sangre.

8. **LA CÁMARA DE DESCOMPRESIÓN** – *Historia de un proyecto envidiado, y difamado*

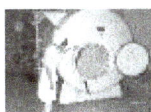
El 17 de febrero de 1965, un extraño artilugio se descargó en el patio del Hospital de la Cruz Roja de Barcelona. Se trataba efectivamente de un gran acontecimiento. La llegada de la cámara de descompresión del C.R.I.S. que se instaló en Hospital de la Cruz Roja de Barcelona. Era toda una efemérides a nivel local, provincial, y nacional.

9. **LA REVOLUCIÓN DE LUXEMBURGO** – *Una Sociedad Europea de Medicina Subacuática*

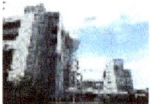

Existía una Sociedad Europea dedicada al estudio de los accidentes de buceo dentro de la Comunidad Económica Europea. Hablaban de cosas tan raras como trastornos hemodinámicos, utilización de ultrasonidos, buceo a saturación, contradifusión de gases, mezclas binarias, y síndrome neurológico de la alta presión. Era necesario asistir.

10. **PREOCUPACIÓN E INSEGURIDAD** – *Humildad y autocrítica : rectificar no es ~~de tontos~~*

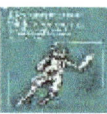

Se había levantado la inquietud de conocer aquellos extraños trastornos de los que nunca habíamos oído hablar a los médicos expertos y que nunca se habían explicado a lo largo de toda la carrera de Medicina. Los médicos terminábamos los estudios sin saber nada sobre los cambios en la presión ambiental. Era preocupante.

11. **AGARRAR LAS HOJAS POR EL RABANO** – *Monografía sobre Medicina Subacuática*

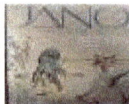

La los editores de la revista JANO, aceptaron la idea de realizar un número monográfico sobre Medicina subacuática, que en su parte cultural incluiría artículos sobre temas marinos o acuáticos. El reto era atractivo, pero altamente comprometido. Se creó un programa con temas fundamentales pero sin excesivos tecnicismos.

12. **SUSTOS Y SORPRESAS** – *La escuela universal : Aprender de nuestros propios errores*

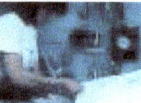

Convertimos la vetusta cámara de descompresión en una Unidad asistencial hospitalaria de Terapéutica hiperbárica al servicio de la Sanidad pública de Catalunya. Un privilegio para los buceadores accidentados. Una esperanza para los enfermos de algunos trastornos hasta entonces de evolución desfavorable. Un alivio para el C.R.I.S.

13. **DEMASIADA INFORMACIÓN** – *La Biblioteca de la Facultad de Medicina*

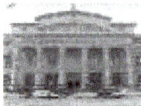

¿Sería verdad que la cámara hiperbárica puede ser útil para el tratamiento de otras enfermedades? Tal vez fuera cierto. O quizás sería una nueva exageración de esas personas que dicen saberlo todo. Era necesario saber si había estudios e investigaciones sobre la posible utilidad de una cámara hiperbárica en Medicina convencional.

14. **LA TAQUILLERA DEL CINE NIEVES** – *Entrada en el universo Hiperbárico*

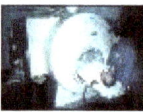

A principios de abril de 1980 nos llamaron del Hospital del Valle de Hebrón para pedirnos si podríamos tratar en la cámara un joven de 14 años, que tenía una Osteomielitis crónica de mandíbula muy grave. Hicimos todas las chapuzas imaginables para poder aceptar el encargo. Lo logramos y a partir de ese día la cámara no volvió a estar parada ni un solo día.

15. **LOS ESPAGUETIS DEL DR.KINDWALL** – *Reunión conjunta UHMS-EUBS en Atenas*

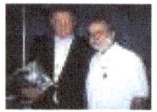

Lo más importante de los Congresos son las pausas de café, los banquetes, y las comidas de trabajo. Los trabajos se publican en las revisas científicas o en libros. Pero la oportunidad de hablar con los autores y discutir sus resultados sólo es posible si se asiste al Congreso y se entabla una conversación directa con los protagonistas.

16. **APRENDER ENSEÑANDO** – *Cursos de Medicina subacuática e hiperbárica*

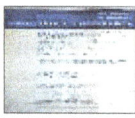

Aquellos accidentes de buceo tan graves pusieron de manifiesto la necesidad de que los médicos interesados en la Medicina del buceo debían completar su formación. Se planteó la necesidad de impartir cursos específicos para los que habían participado. También asistieron médicos de otras instituciones, y de otras provincias, y luego extranjeros.

17. **SORPRESA Y ESTUPEFACCIÓN** – *Congreso internacional de Medicina Hiperbárica*

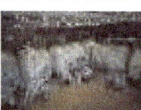

Después del Congreso de las sociedades europea y americana de Medicina subacuática en Atenas, tendría lugar otro gran evento dedicado específicamente a la Medicina hiperbárica, en la inalcanzable ciudad de Moscú, en la Unión Soviética. Sería muy interesante, pero en septiembre de 1980 era demasiado difícil asistir a una reunión en un país comunista.

18. **FUERA DE LA LEY** – *El oxígeno no era tan peligroso como decían*

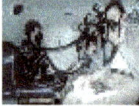

Era imprescindible extender el uso de la cámara a otros enfermos no buceadores y, de forma inevitable utilizar oxígeno a presión. Era peligroso, pero no imposible. Sólo era difícil y meticuloso. Fue necesario modificar los procedimientos de trabajo y profesionalizar toda la unidad: camaristas, médicos, asistentes sanitarios, y administrativos.

19. LA IMPORTANCIA DE UNA BOTELLA DE VINO – *Medicine de la Plongée Professionnelle*

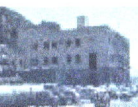

En la Universidad de París se impartían cursos de Medicina subacuática y de Trabajo en Aire comprimido. Acaba de conocer, de forma casual en una cena, al Dr. *Georges Susbielle*, Especialista en Medicina del trabajo, y Profesor en la Universidad René Descartes de París. Su nombre aparecía en publicaciones muy importantes.

20. EL QUE QUIERA SABER QUE VAYA A... – *Visitas al IFPS-IPMPM y al CBA*

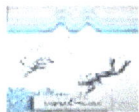

Toda conversación con los eruditos de la Medicina del buceo recibía como recomendación consultar al Centro de Buceo de la Armada. Otra institución de referencia era el Instituto Politécnico Nacional Marítimo-Pesquero del Mediterráneo, instalado en la ciudad de Alicante, en la Comunidad valenciana.

21. UN DIFÍCIL RETO SUPERADO CON NOTA – *La EUBS en Barcelona*

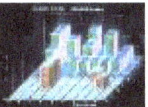

Desde los primeros contactos en 1978, era manifiesto el alto nivel de la *European Undersea & Biomedical Society*, la EUBS. Existía la posibilidad de tenerles algún día entre nosotros si organizábamos una edición de su prestigioso Congreso en Barcelona pero eso implicaría un arduo trabajo y un serio compromiso.

22. TO SEX OR NOT TO SEX – *Las buceadoras del sexo femenino*

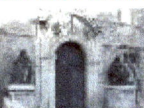

Había razones sólidas para intuir que el comportamiento descompresivo en el sexo masculino sería diferente del femenino. En la segunda mitad del siglo XX, no había mujeres en las Plataformas petrolíferas ni en las escuelas de buceo militares. Sólo los centros deportivos teníamos la posibilidad de aportar algunas observaciones en buceadoras.

23. LA ESPECIALIDAD ELITISTA, E INACCESIBLE – *Medicina del deporte en Montpellier*

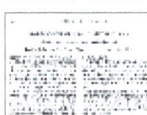

Las normativas españolas sobre actividades subacuáticas, requerían un título de especialista en Medicina del deporte para emitir certificados médicos de aptitud y trabajar en centros de Medicina subacuática. Pero el acceso a esta especialidad estaba reservado a ciertos privilegiados. Necesitábamos tener una cobertura legal que se nos negaba.

24. EL DIFÍCIL ARTE DE PENSAR – *La objetividad imposible*

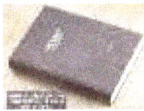

Los estudios más rigurosos fracasan por la intransigencia del público receptor. Transgredir dogmas establecidos y luchar contra la doble moral es uno de los mayores retos. La Medicina hiperbárica es objeto de entusiasmos desmedidos, y críticas feroces por parte de detractores fanatizados. Mantener la coherencia es a veces muy difícil.

25. ESTUDIOS SUPERIORES Y NUEVAS TECNOLOGIAS – *Proyecto Doctoral e informático*

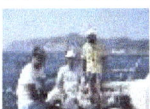

Una Tesis Doctoral es un proceso complejo, laborioso, y costoso. El resultado nunca será indiferente, sino que abocará a un gran éxito o un lamentable fracaso. Una Tesis sobre Medicina hiperbárica en lengua española, en 1986 era un proyecto pionero en el mundo que requirió grandes esfuerzos y movilización de recursos hasta entonces inéditos.

26. ORDENADORES DE DOBLE FILO – *El Prof. Nashimoto en la Costa Brava*

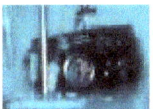

En el XIX Congreso EUBS-1993 un ponente japonés presentó un dispositivo electrónico que permitía registrar los perfiles de las inmersiones y extrapolar cálculos descompresivos que establecerían los perfiles idóneos de descompresión. El Prof. Nashimoto estuvo unos días en la Costa Brava verificando sus dispositivos.

27. RECUERDO EMOCIONADO – *Asistencia hiperbárica a víctimas del atentado del Hipercor.*

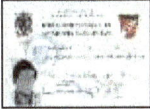

En el *Síndrome del Gran quemado* la Oxigenoterapia hiperbárica contrarresta la inhalación de humo y la Intoxicación aguda por monóxido de carbono. Las víctimas supervivientes del atentado ocurrido en el Hipercor de Barcelona —el más sangriento hasta 1987— recibieron OHB en la cámara hiperbárica del C.R.I.S. en el Hospital de la Cruz Roja.

28. ACOSO Y DERRIBO - *La conspiración*

Las relaciones con las federaciones de actividades subacuáticas nunca fueron fluidas, pero en favor de la concordia y la paz institucional, nunca les dimos demasiada importancia ni les prestamos la atención que requerían. Demasiado tarde nos dimos cuenta de que estábamos sufriendo desde hacía años una reglada operación de acoso y derribo.

CATÁLOGO DE PUBLICACIONES

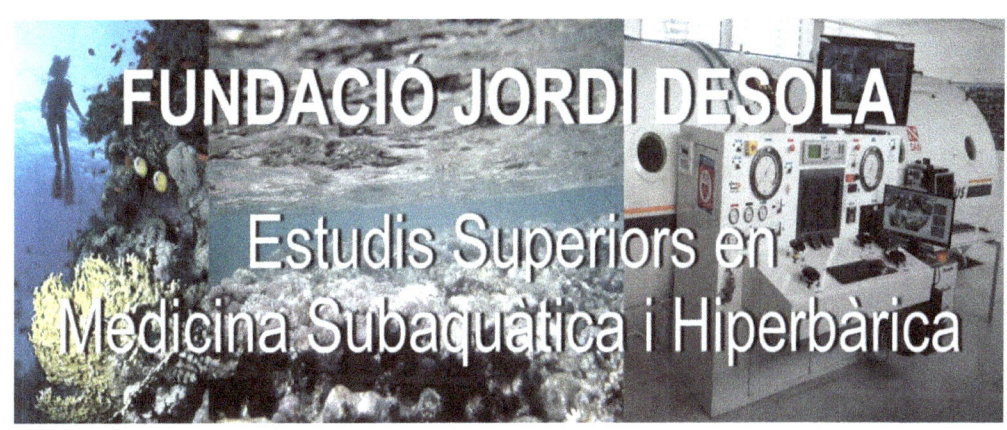

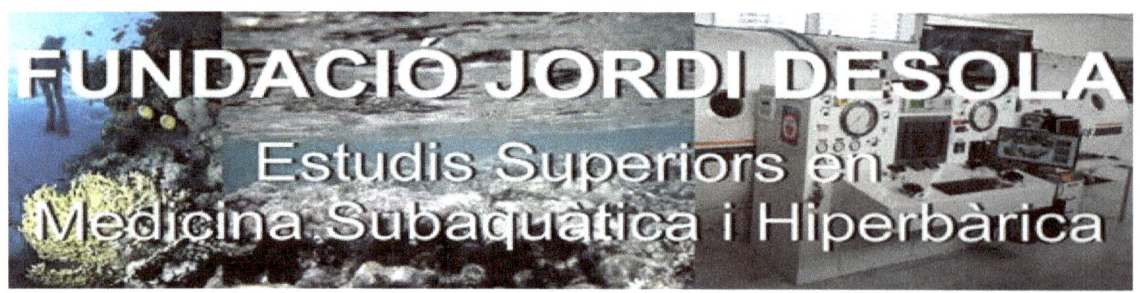

CATÁLOGO DE PUBLICACIONES

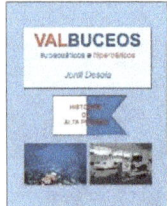

VALBUCEOS
Autor: Jordi Desola
Preámbulo del 1er. Volumen de HISTORIAS DE ALTA PRESIÓN
5 Capítulos - 96 páginas - 18 ilustraciones
Fecha de publicación : 1 de Marzo 2023
Código AMAZON : **valbuceos** (o nombre del autor)

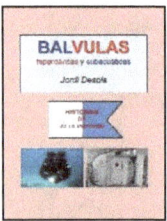

BALVULAS
Autor: Jordi Desola
Preámbulo del 2º Volumen de HISTORIAS DE ALTA PRESIÓN
5 Capítulos - 116 páginas - 32 ilustraciones, la mayoría múltiples y en color
Fecha de publicación : 15 de noviembre 2023
Código AMAZON : **balvulas** (o nombre del autor)

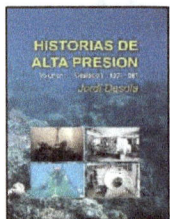

HISTORIAS DE ALTA PRESIÓN - Volumen 1 - Gestación
Autor: Jordi Desola
28 Capítulos - 392 páginas - 89 ilustraciones, la mayoría múltiples y en color
Contiene los 5 capítulos de VALBUCEOS
Fecha de publicación : 10 de Diciembre 2023 (aprox)
Código AMAZON : **historias de alta presion 1** (o nombre del autor)

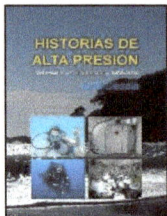

HISTORIAS DE ALTA PRESIÓN - Volumen 2 - Consolidación
Autor: Jordi Desola
22 Capítulos - 432 páginas - 96 ilustraciones, la mayoría múltiples y en color
Contiene los 5 capítulos de BALVULAS
Fecha de publicación : 1 de Febrero 2024 (estimada)
Código AMAZON : **historias de alta presion 2** (o nombre del autor)

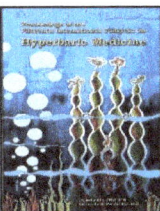

PROCEEDINGS OF THE 15th INTERNATIONAL CONGRESS ON HYPERBARIC MEDICINE
Editor: Jordi Desola
Language: English
290 Pages - 66 Papers - 36 Posters
Editorial Date : 2008
Books and CDs Available from: <info@Fundacio-JDA.cat>

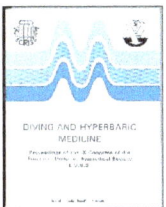

DIVING AND HYPERBARIC MEDICINE
Proceedings of the IX Meeting of the EUBS – Barcelona 1983.
Editor: Jordi Desola – 1984
Textos íntegros en idioma original - Resúmenes en Inglés, Catalán, Español, y Francés.
420 Páginas - 38 Documentos – Publicación histórica
Algunos ejemplares disponibles en <info@Fundacio-JDA.cat>

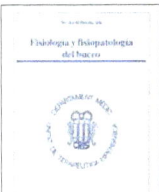

FISIOPATOLOGÍA DEL BUCEO
Autor: Jordi Desola
Idioma: Español/Castellano
98 páginas - 46 ilustraciones todas en color.
Fecha de publicación : 1988 – Publicación histórica
Algunos ejemplares disponibles en <info@Fundacio-JDA.cat>

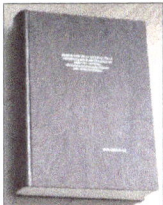

EVALUACION DE LA UTILIDAD DE LA OXIGENOTERAPIA HIPERBÁRICA EN MEDICINA INTERNA.
Universidad Autónoma de Barcelona - Junio de 1987.
Idioma: Español/Castellano - 546 páginas – 91 Tablas – 115 Figuras.
Fecha de lectura y defensa : 29 de junio de 1987
Edición digital en CD o en Pen-Drive. Disponible en: <info@Fundacio-JDA.cat>

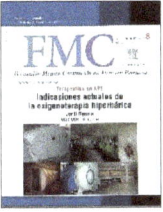

OBRA COMPLETA de Jordi Desola en Medicina subacuática e hiperbárica
Idioma: Español/Castellano - Català - English - Français
Recopilación de Documentos reeditados o en reproducción Facsímil publicados en diversos medios en el período 1976-2023 – 98 documentos - 416 páginas.
Fecha de publicación : Octubre 2024 (Estimado)
Código AMAZON : **obra completa jordi desola** (o nombre del autor) - <info@Fundacio-JDA.cat>

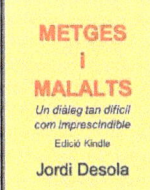

METGES i MALALTS – Un diàleg tan difícil com imprescindible
Autor: Jordi Desola
Idioma: Català
Versió Kindle ampliada i corregida del Mecanoscrit original de *Doctor Parlem* ?
Data de publicació : 2024 – En procès d'edició.
Codi AMAZON : **metges i malalts** (o nom de l'autor)

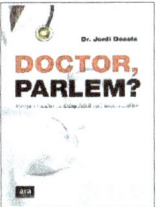

DOCTOR PARLEM ?
Autor: Jordi Desola
Idioma: Català
12 Capítols – 266 pàgines Edició original de ARA llibres (exhaurida)
Data de publicació : 2012
Código AMAZON : *doctor parlem* (o nombre del autor) - Exemplars disponibles a <info@Fundacio-JDA.cat>

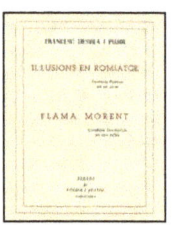

IL·LUSIONS EN ROMIATGE — FLAMA MORENT
Fantasia poètica en 1 acte – Drama poètic en 2 actes
Autor: Francesc Desola Pujol. – Idioma: Català
Escrits l'any 1928 i publicats l'any 1955.
Reedició Facsímil i pròleg de Jordi Desola Alà. - 92 pàgines enquadernades en rústic, com l'original.
Data de publicació : 2022 – Disponible en <info@Fundacio-JDA.cat>
Codi Amazon: francesc desola

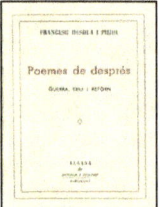

POEMES DE DESPRÉS : Guerra, Exili, i Retorn
Quartetes hendecasil·làbiques escrites des del Camp de Concentració d'Argelers
Autor: Francesc Desola Pujol – Idioma: Català
Escrits l'any 1939 i publicats l'any 1954.
Reedició Facsímil i pròleg de Jordi Desola Alà – 112 pàgines enquadernades en rústic, com l'original.
Data de publicació : 2022 – Disponible en <info@Fundacio-JDA.cat>
Codi Amazon: francesc desola

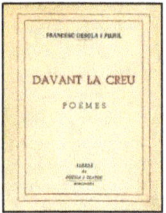

DAVANT LA CREU
Reflexions d'un poeta anticlerical que s'extasia davant del Crist crucificat
Autor: Francesc Desola Pujol – Idioma: Català
Publicat l'any 1955
Reedició Facsímil i pròleg de Jordi Desola Alà – 102 pàgines enquadernades en rústic, com l'original.
Data de publicació : 2022 – Disponible en <info@Fundacio-JDA.cat>
Codi Amazon: francesc desola